病とむきあう江戸時代

外患
酒と肉食
うつと心中
出産
災害
テロ

岩下 哲典 著
Iwashita, Tetsunori

北樹出版

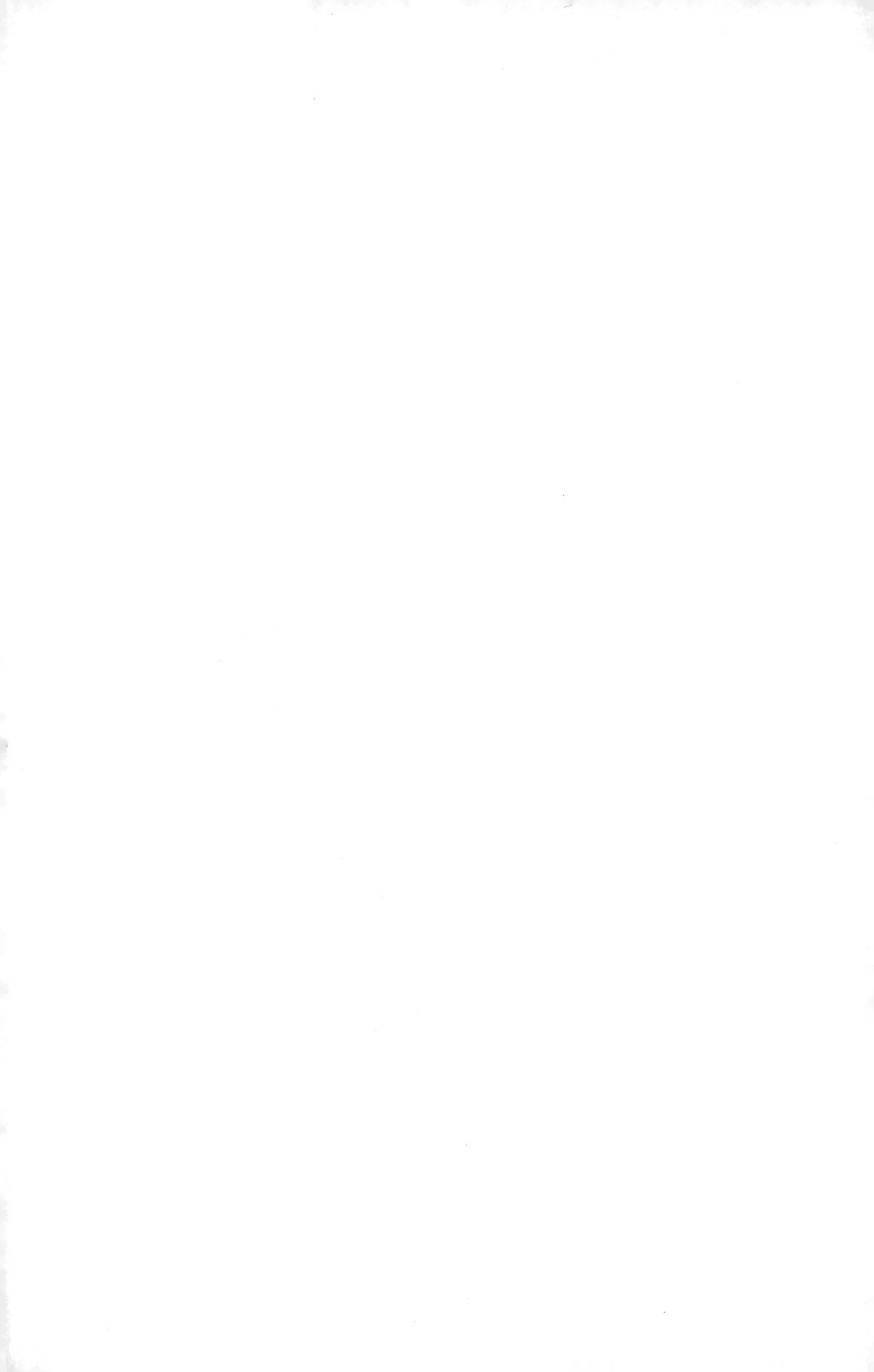

目次

病とむきあう江戸時代

外患・酒と肉食・うつと心中・出産・災害・テロ

はしがき

病とむきあった藩医のイメージ

医療が日々発展している現代においては、新しい治療法や医薬の開発が進み、平均寿命が延びている。以前は助からなかった病に打ち勝つことが可能となった。また、失われた体の組織を再生医療によってふたたび取り戻すことも夢でなくなりつつある。それもこれも、これまで病と真摯にむきあってきた人々がいたからこそ可能になったことである。

ひるがえって江戸時代。医療が今ほど発達していなかった時代に、人々はどのように病とむきあっていたのだろうか。江戸の医療に関しては、富士川游の『日本疾病史』（平凡社東洋文庫、一九六九年）以来多くの蓄積がある。最近の代表的研究者のものでは、一般書だけでも、新村拓『日本医療史』（吉川弘文館、二〇〇六年）、同『日本仏教医療史』（法政大学出版局、二〇一三年）、酒井シヅ『病が語る日本史』（講談社学術文庫、二〇〇八年）、同『まるわかり　江戸の医学』（ワニ文庫、二〇一一年）、青木歳幸『江戸の医学』（吉川弘文館、二〇一二年）、柳谷慶子『江戸時代の老いと看取り』（山川出版社、二〇一二年）、梅原亮『江戸時代の医師修行』（吉川弘文館、二〇一四年）など多数にのぼる。

筆者（岩下）も今から二〇年前の一九九八年に『権力者と江戸のくすり』を北樹出版から出していた

だき、以来、特に、病とむきあって来た人々に関心を持って細々と書いてきた。この度、それらをまとめて、ここに、病とむきあう江戸時代の諸相を世に問うことにした。

そこで、まずは代表例として、江戸時代の大藩である尾張藩の御医師（藩医）に登場してもらい、病とむきあった江戸の医師のイメージを語るところからはじめたい。

尾張藩の藩医に関して、江戸初期の「寛永年中分限帳」(1)にみられる「御医師」を点検してみる。すると「一、五百石　正意法眼」という人物が目につく。調べると、堀正意、またの名を堀杏庵（ほっきょうあん）という。江戸時代の医師は法体、すなわち僧侶の姿、出家姿なので、この分限帳には名字が書かれていないのだ。ただし、江戸後期の分限帳類になると名字も書かれるようになる。

ところで、杏庵の父も京の医師曲直瀬正慶に学んだ医師であった。つまりこうした、高度な技術と知識を必要とする医師は代々世襲する場合が多かったことが理解される。小さい頃からの知識の積み重ね、技術の伝承がそうさせるのであろう。また、薬など先行投資するために、子どもが同じ職業になった方が、効率がよいことは確かである。なおかつ、父の代からの繋がりが重要なのであろう。かくして杏庵も曲直瀬正純・玄朔などに師事した。他家や他所で修業することも技術や知識の習得のために必要不可欠なことがらである。

また、杏庵は儒学者藤原惺窩にもついて学び、本草・医学のみならず儒学にも通じていた。当時の漢方医学は儒学の知識を大いに必要としたからなおさらである。したがって漢方医のことを儒医とも称したのである。

さて、杏庵は、はじめ紀州和歌山城主浅野幸長により召し出されて五百石を下賜され、慶長一八年（一六一三）法橋（五位相当）となった。浅野氏が安芸広島に移ると同時に転居したが、儒学を好む尾張藩主徳川義直に請われて、元和八年（一六二二）尾張藩に禄米三百石で移籍した。一時的には減収である。その後、寛永三年（一六二六）法眼（三位相当）に叙せられ、義直の側近くに仕えた。また、後水尾上皇に進講もした。同一五年には知行七百石となり、林道春とともに後の「寛永諸家系図伝」を編纂しはじめたが、同年、中途で急逝した。

杏庵の次子忘斎（源五郎貞高）は、小姓、徒頭、五十人頭、側人足頭などを歴任した。忘斎は小姓など務め、表の役人であり、もはやその経歴は医師ではないが、学問があったのであろう。尾張藩士の履歴書集成たる「士林泝洄」（名古屋叢書第一編）のもととなる藩士系譜編纂事業に従事した。なお、「士林泝洄」には杏庵の禄高が五百石となった記事がまったくない。寛政期の系譜「高附」（徳川林政史研究所所蔵）も同様に記事がない。しかしながら、先の「寛永年中分限帳」からは、寛永期には五百石になっていたことがわかる。おそらく藩主義直は、最初から五百石では召し抱えず、低い禄高を給して、他の医師などとの軋轢が生じないように配慮し、しかる後に五百石としたものと考えられる。なぜならば、御医師は、藩主の側近くに仕えることから、表役人から疎まれることも考えられ、また、先輩の御医師たちからやっかまれると何かと面倒だからである。こうした点で、御医師は、なかなか特殊な存在であることが理解される。

また、義直時代の御医師として古林見宜、児島意春、大舘古庵、武田道庵、半井亀庵、賀島道円などがいたとされるが、「寛永年中分限帳」の人名と一致するのは堀正意だけである。名字が書かれていないので比定できるケースが少ないのだが、御医師は一人で藩主の医療・治療を担当するのではなく、集団で藩主の健康を支えていたことが理解される。時に彼らだけで手におえない病気や怪我の場合は、たとえ民間の医師でも腕（技術と知識）があれば、御目見医師として呼び出し、診察させる。治って、藩主やその家族の要請があれば、御医師になることもあった。さらに江戸後期になると、藩医たちが、民間医に対して試験を行い、一定の医療水準を保つ制度をとっていたことも知られている(2)。もちろん幕府による全国統一的な試験などなく、尾張藩は試験制度があったが、ない藩も多かったのではないかと推察する。したがって地域によって医療にはばらつきがあり、水準は一定ではなかったといえよう。しかし、江戸後期になると、有能なオランダ商館付医師シーボルト（実はドイツ人）が長崎出島にやって来た。シーボルトが名医であるという医療情報は、奥州水沢（現、岩手県奥州市）まで到達しており、多くの青年医師が、シーボルトについて医療情報や知識・技術を習得したがったのである。江戸時代後期の日本はそれだけ情報社会でもあった。

運よくシーボルトに師事して西洋医学を研究するうちに、西洋社会そのものに関心をもった水沢出身の町医師高野長英は、ついに幕府の対外政策を批判する「戊戌夢物語」を執筆する。これが幕府の忌憚に触れ、逃亡するも自訴して収監される。長英は人体の病にむきあう医者から、国家の病とむきあう医師になっていたのである。やがて、それらの動きの中から明治国家が成立する。そういえば、長州藩の志士久坂玄瑞ももとは医師であったし、福井藩の橋本左内も、長州藩の大村益次郎も、薩摩藩の寺島宗則も医師であった。彼らは国家の病理とむきあい、その病巣を取り除いて、新しい近代日本をつくり出す働きをしたといえなくはない。

本書では、「病とむきあう」という観点から、江戸時代の医師と医療、あるいはその周辺に関して、外患（異国船の出没）・酒と肉食・うつと心中・出産と子ども、災害、テロなどをキーワードにひも解いていく。しばし、病とむきあった江戸の医師・医療をめぐるエピソードにおつき合い願いたい。

まずは藩医たちがむきあわざるをえなかった、外患、異国船の出没、異国人との接触、つまり対外関係の危機に医師たちがどうむきあったか、そこからみていくこととする。いざ、江戸時代へ。

第一章　外患（ロシア船の出没）と藩医

一．外患を防ぐ処方――いわゆる「鎖国」とは

江戸時代、すなわち近世の対外関係は、いわゆる「鎖国」と呼ばれている（単に鎖国ではなく、いわゆる「鎖国」と表現するのは理由があるが、ここでは注意喚起をするにとどめる）。その「鎖国」の眼目は、おそらく外患を未然に防ぐことであった。すなわち江戸時代初期の為政者の最大の関心事は、体制を揺るがしかねないキリスト教の禁令（慶長一七年、一六一二年）をいかに徹底するかであったことは論をまたないだろう。そして、キリスト教の流入を防ぐには、海外からの人・物・情報の管理・統制を十分に行う必要があった。そのために、以下の個別政策が矢継ぎ早に施行されたといってよいだろう。すなわち、長崎を直轄地化し、長崎奉行を設置（寛永一〇年、一六三三年）、日本人の海外渡航は禁止（同一二年）し、ポルトガル船の来航も禁止（同一六年）した。さらにオランダ人を出島に軟禁状態にし（同一八年）、幕府直営貿易は長崎に限定、それも相手は唐（中国）・蘭（オランダ）のみとした。

その長崎（港）の防衛は、福岡・佐賀・大村藩に主要な軍役として担当させた。一方、対アイヌ民族

交易は松前藩（慶長九年、一六〇四年～）に、対朝鮮王国応接は対馬藩（同一二年～）に、対琉球王国応接は薩摩藩（同一四年～）にそれぞれ担当させた。また、寛永期には、海岸防備と通報システムを全国的に張り巡らし、オランダ人には、その忠節の証として、定期的な海外情報たるオランダ風説書を提出させた（寛文元年、一六六一年）。こうして、実態としての、いわゆる「鎖国」が成立したのである。

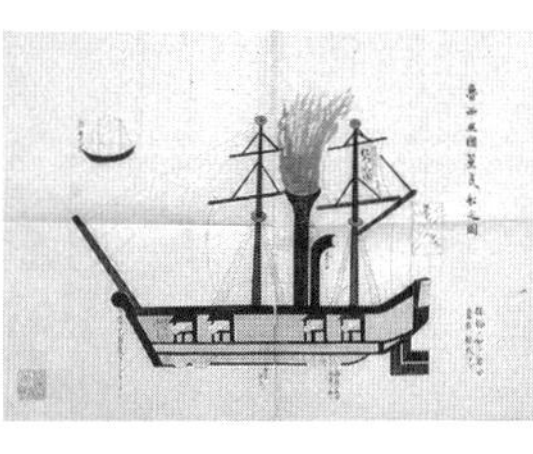

魯西亜国蒸気船之図
（津山洋学資料館蔵）

したがって、これら、いわゆる「鎖国」の実態に、日本に接近したロシア船もロシア人も、そして蘭学（洋学）も、さらにいえば、藩も藩医も、相当程度、それら、いわゆる「鎖国」に規定されていたのである。そのことを以下、日露交流史の中でみていきたい。

二．日露交流史と蘭学（洋学）

(1) シュパンベルクの「元文の黒船」

日露問題の発端ともいえる事件が、デンマーク出身のロシア海軍士官シュパンベルクの探検船の日本接近である（いわゆる「元文の黒船」）。一八世紀初頭、ロシア帝国ではピョートル大帝みずからが、日本に関心を持ち、サンクトペテルブルクには日本語学校も作っていた。おりしも、ベーリング（デンマーク出身ロシア海軍士官）率いる探検隊がベーリング海峡を発見するなど成果を挙げていた。一七三三年ベーリングは二次探検隊を組織し、元文四年（一七三九）シュパンベルクの分遣隊に日本への航路を探らせた。これが、陸奥国気仙沼、牡鹿半島網地島、亘理荒浜、安房国天津村、伊豆国下田で目撃された。住民と物々交換まで行い、後にそれらが長崎出島に送られて、オランダ人の鑑定によりロシアのものであることが判明したのである。近世日本が、前述した、いわゆる「鎖国」によって、全幅の国際交流は困難だったとはいえ、西洋諸国ではオランダと交易による交流のチャネルを持っていたことは、これ以降、日本にとってたいへん有利に働くことになる。シュパンベルクのもたらした文物の鑑定にオランダが関与した本事例は、日露等の問題と日蘭の関係が常にリンクしてくるということ、すなわち日蘭関係に主軸があり、それに対外問題が規定されるということを示す重要な一例である。

(2)「はんべんごろう」事件と「赤蝦夷風説考」「海国兵談」

明和八年（一七七一）、シベリアから脱獄して、ロシア軍艦で逃亡するハンガリー人ベニョフスキーが、土佐・阿波国や奄美大島に立ち寄り、長崎出島のオランダ商館長に宛てたドイツ語の手紙を残していった。長崎でドイツ語からオランダ語、さらに日本語に翻訳するとロシアの南下状況とそれへの警告が書かれていた。この情報は長崎のオランダ通詞などから長崎遊学者などにも伝えられ、これに反応したのが、仙台藩医工藤成卿（平助）と同藩士の弟で部屋住みの林子平である。前者は蘭書からの知識なども交え、天明三年（一七八三）頃「赤蝦夷風説考」を著し、後者は一七八五年「三国通覧図説」、翌年「海国兵談」を著し、警鐘を鳴らした。特に工藤の「赤蝦夷風説考」は時の権力者老中田沼意次に献上され、二年後に蝦夷地調査が行われて、蝦夷地開発と開国・貿易計画が立案されたが、田沼失脚で立ち消えとなった。また、「海国兵談」は、海防の必要性を説いたが、寛政四年（一七九二）、幕府から人心を惑わす書物とされ、版木ごと没収され、林自身も蟄居に処せられた。しかし、根本的な問題の解決がなされたわけではなかった。

（3）ラクスマン来航一件と蝦夷地直轄地化

工藤成卿が「赤蝦夷風説考」を献上する一年前の天明二年（一七八二）、伊勢国白子（現、三重県鈴鹿市）の船頭大黒屋光太夫は、紀州藩米を積んだ神昌丸で江戸に向かい、駿河沖で難破・漂流して、はるかアリューシャン列島のアムチトカ島に漂着した。これを大黒屋光太夫漂流一件という。島のロシア人の援助を受け、天明七年にあたる一七八七年、島を脱出、カムチャツカを経由してイルクーツクに到達し、日本に関心のあった植物学者キリル・ラクスマンに出会った。その支援により一七九一年（寛政三年）ペテルブルクに赴き、女帝エカテリーナ二世に謁見し帰国を許可された。遣日使節となった、キリルの次男アダム・ラクスマンは、光太夫らをともなって、寛政四年（一七九二）根室に来航。翌年、光太夫らの身柄は幕府に引き取られ、将軍家斉に謁見して、ロシア事情を語った。光太夫の記憶は、聞き取りを担当した幕府奥医師桂川甫周によって「北槎聞略」に結実、幕府のロシア知識の深化に大いに貢献した。また、光太夫は、大槻玄沢や鷹見泉石など江戸の蘭学者と交流して江戸蘭学界を裨益すること大であった。

ところで、アダムは、シベリア総督の通商要望の書簡を持参しており、ロシア側は、厳しいシベリア生活の中、食糧や物資の調達を日本で行いたいので通商の交渉を、との意向を示していた。しかし、時の老中松平定信は、交渉に赴く目付石川忠房に対して、箱館で漂流民の身柄を引き取ること、総督の書簡は受理せず、やむをえず交渉を行う場合は長崎で行うことを指示した。はたして、アダムは日本側の意向をほぼ受け入れ、交渉のための長崎入港許可書（信牌）を入手したことでひとまず満足して、長崎には向かわず、オホーツクに帰港した。

その後、寛政八年、イギリス軍艦プロビデンス号が、蝦夷地絵鞆湾（現、北海道室蘭市）に来航した。かくして、北方対策・蝦夷地対策が焦眉の問題となったため、寛政一〇年、幕府は蝦夷地調査を行い、それをもとに翌年には、松前藩から東蝦夷地の上知が行われ、松前藩には武蔵久良岐五千石が給された。さらに、文化四年（一八〇七）には西蝦夷地を上知して全蝦夷地直轄地化が行われた。松前藩は、陸奥国梁川九千石に移封された。

（4）レザーノフ来航一件と英露同盟論

ラクスマンが持ち帰った信牌を持って、日本開国を果たそうとしたのが、ロシア皇帝の侍従長で、露米会社総支配人のレザーノフである。レザーノフは、仙台領石巻の漂流民津太夫をともない、文化元年（一八〇四）長崎に来航した。担当した老中土井利厚は、大学頭林述斎などに意見を聴取したため、時間がかかり、長崎にレザーノフを半年も待たせたあげく、その要求を拒絶した。失意のレザーノフが下した命令により、部下フボストフらが、同四年樺太・択捉など蝦夷の各地で略奪行為を働き、日露間は一気に緊張した。おりしも長崎では、一年後の文化五年にイギリス軍艦フェートン号による不法入港事件により、長崎奉行松平康英が引責により切腹し、当時の長崎警備担当藩の佐賀藩主鍋島斉直が百日の逼塞となったから、イギリスとロシアが同盟して日本に攻め込んでくるのではないかといった、英露同盟脅威論が生じた。この情報の出所は長崎出島のオランダ商館であった。オランダは、幕府の西洋事情のチャネルが、自分たちにしかないことをよく知っていた。そのため自国に都合よく情報を改ざんしたり、また自国に都合の悪い情報を隠ぺいする体質があった。定期的な情報提供でもフランス革命をはじめて伝えたのは寛政六年（一七九四）、革命勃発から五年もたってからで、ナポレオン情報に関していえば、オランダ国王に就任した弟ルイの情報だけで、ナポレオン・ボナパルトの情報はまったく告知していなかったのである。

それでも、幕府は、西洋事情に関してオランダ商館長への事情聴取をその都度行っており、これによってレザーノフ来航やフボストフ事件、フェートン号事件にしても概略はつかんでいた。たとえばレザーノフ来航は、オランダ商館から事前に通告を受けている。このため当時の長崎の防衛は福岡藩であったが事前の準備を十分にしたと幕府からは称賛された。しかし、幕府は、イギリスの日本接近やロシア南下の原因たるヨーロッパの変動、フランス革命とナポレオン戦争など、その根本要因を知ることはできず、情報はオランダにコントロールされていたといってよい。ただし、オランダは、日本側が、「もしロシアと戦争になった場合、軍使として敵陣に赴く場合はどのような作法があるか」というような実務的な質問に対しては、「『白旗』を船のへさきに掲げていけばよい」と正確な情報を語っている。これは慣用的な知識だからであろう。この知識は、江戸の林述斎や外様大名で平戸の前城主松浦静山にも届いており、相当な広がりがあったことがうかがえる。一九世紀初頭の長崎では、西洋の国際慣例をかなり学んでいたことが指摘できる。

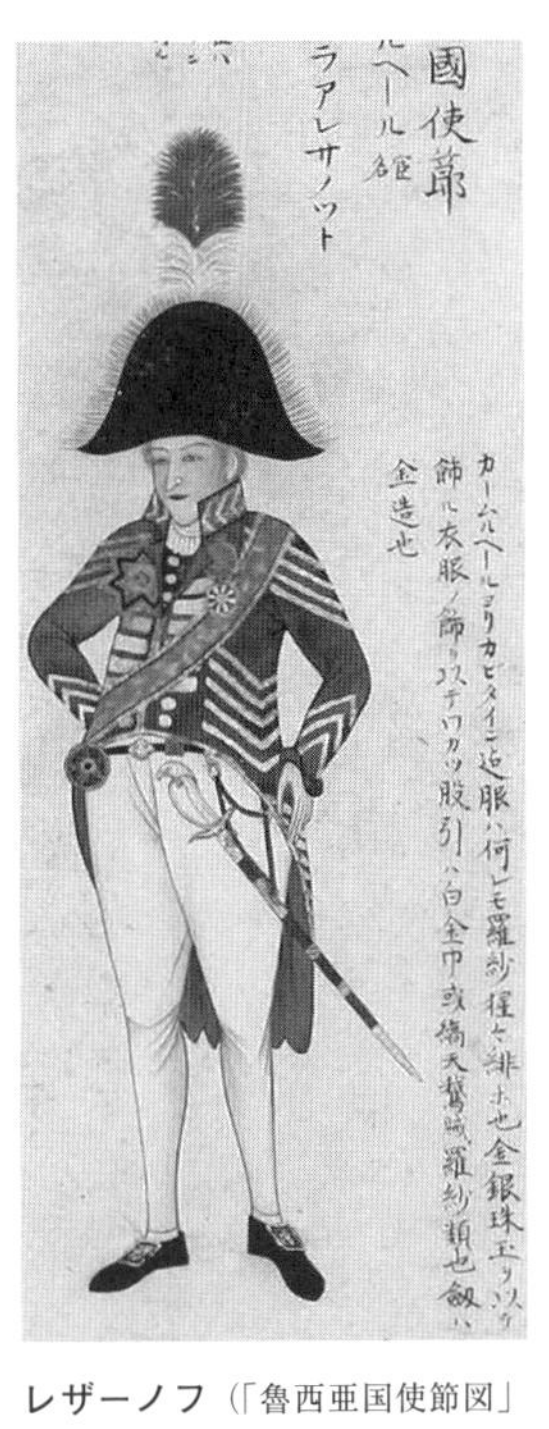

レザーノフ（「魯西亜国使節図」より早稲田大学図書館蔵）

すなわち、日本が西洋国際慣例としての「白旗」を認識したのは、ペリー来航時ではなく、この時であったのだ。松本健一氏が『白旗伝説』の中で、日本人が白旗の西洋的意味を知ったのはペリー来航がはじめであるとしたことは大きな間違いである。

(5) ゴロヴニン事件と天文方の対外認識

幕府直轄下の蝦夷地では、ロシア軍人らの襲撃があったためさらなる攻撃に対して最高度の警戒態勢をとっていた。そうとは知らず、北太平洋の測量を命じられて、日本に接近していたロシア海軍ディアナ号艦長ゴロヴニンは、文化八年(一八一一)、国後島に少人数で上陸したところを幕府側に捕縛され、松前に監禁された。ディアナ号に残った副艦長リコルドは報復措置として、幕府御用商人高田屋嘉兵衛を捕らえ、双方の人質交換が成立して、文化一〇年(一八一三)この一件は、決着した。これによりロシア人は約束を守る、よき隣人との印象を幕府に与えた。

さらにこの時、ゴロヴニンとともに監禁された一行の中にムール(モウル)少尉という軍人がいた。監禁された直後である、同九年ゴロヴニンらは脱獄を図るが、ムールだけは脱獄しなかった。絵心があったムールは絵を通して日本人と良好なコミュニケーションをとっていたため、日本に長く住んで(帰化)、政府(幕府)の外国語通訳として働きたいとの希望を持つにいたった。そのために、ゴロヴニンと同一行動をとらなかったのである。獄中に残ったムールは、日露関係上のみならず対外関係上重要な資料「模烏児(モウル)獄中上表」を作成した。ロシア語で書かれた上表は、ロシア通詞村上貞助らによって日本語に翻訳され、松前奉行を経由して幕府に上呈された。

上表の内容は、上表を書くにいたった心情、レザーノフの長崎来航の由来、ゴロヴニンの職務・活動、フボストフの蝦夷地襲撃、ゴロヴニンの脱獄事件、ロシア国情、ヨーロッパおよびナポレオン戦争情報などである。いずれも、いわゆる「鎖国」下にあった日本にとってすこぶる重要な情報である。中でも近世日本として重大なナポレオン情報に関していえば、実は文献上最初のナポレオン情報は、このムールの獄中上表なのである。これまで、文化一〇年に日本にもたらされたロシア語新聞のナポレオンの記事が最初と考えられていたが、前年のこの上表が、文献上、現在知られるもっとも古いナポレオン情報なのである。つまりオランダ商館が、ナポレオンをひた隠しに隠したため、ナポレオン情報は南の長崎ではなく北の蝦夷地、それも偶然捕縛されたゴロヴニン一行からもたらされたのである。そして、さらにロシア語新聞に、オランダの首都アムステルダムがナポレオンの勅令によりナポレオン帝国の第三の都市になったと書かれていたことから、長崎出島に真偽のほどが問い合わされた。問われたオランダ人の言い訳がふるっている。

「そういうこともあるかもしれないが、私は知らない。」

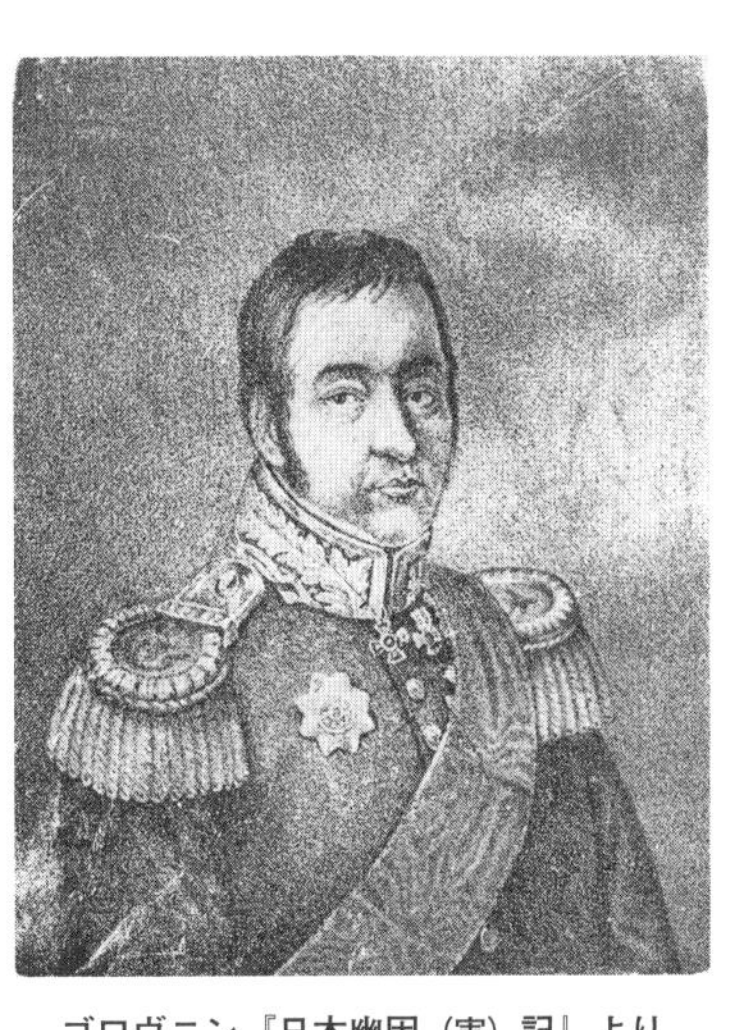

ゴロヴニン『日本幽因（実）記』より
（国立国会図書館蔵）

こういわれても幕府にはそれを確かめるすべはない。やはりチャネルが一つでは限界があったのだ。だが、幕府天文方はひるんではいなかった。一八一六年（文化一三）ゴロヴニンがロシアで、日本での捕われの日々の回想記「日本幽囚記」を刊行した。これがオランダ経由で長崎から幕府天文方にもたらされた。文政八年（一八二五）、早速天文方で翻訳したところ、「模烏児獄中上表」と相違する箇所がいくつもみつかったのである。ムールは日本に親近感をもって上表したが、ゴロヴニンはそうではなかった。ムールの上表を先に読んでいた天文方は、ゴロヴニンのは正しくないと考え、ムール獄中上表の諸本を収集し、定本を確定して、それをオランダ語に翻訳し、オランダ商館に依頼して、アムステルダム等で出版、ヨーロッパの人々にどちらが正しいか判断してもらおうと考えた。もしも、書物奉行兼天文方高橋景保が、文政一一年、シーボルト事件（シーボルトがオランダに送った荷物の中に禁制品が入っていることが発覚、シーボルトが国外追放となる）の中で失脚しなければ、それは実現していただろう。高橋があれほどシーボルトに肩入れしたのは、シーボルトを介してムールの上表をヨーロッパで出版することを実現したかったからかもしれないと思う。高橋の、シーボルトへの接近の思惑は、もちろん最新のヨーロッパ情報を入手することもあったが、逆に、日本発の情報をヨーロッパで発信することもあったのではないかと考えている。シーボルト事件の新たな側面である。

こうしたことは、実はひとり天文方だけではなく、江戸の蘭学者たちも考えていたことである。安永三年（一七七四）の『解体新書』訳述も、漢文で書いたのは、日本のみならず、漢字文化圏、特に中国において読まれることを想定していたといわれる。その思惑通り、中国医学用語には『解体新書』由来の用語が多数存在する。また、『解体新書』刊行に尽力した幕府医官桂川甫周は、オランダ・アカデミーの会員にも推薦されているのである。こうなると、もはや、いわゆる「鎖国」は、天文方や蘭学者たちの、ヨーロッパともっと学術的に交流したいという願いとは相容れないものとなっていくのである。

(6) 英・米の動きと幕府

文政七年(一八二四)薩摩国宝島に上陸してきたイギリス人に対して薩摩藩が撃退した事件などにより対外危機認識がいやがうえにも高まった。翌年、幕府は沿岸諸藩に対してロシア、イギリスなどの外国船を二念なく一図に打ち払えと命じた。これを「無二念打払令」といい、オランダ商館を通じて西洋諸国に伝達された。この方針に従い、天保八年(一八三七)には、幕府は、日本人漂流民をともない浦賀に来航したアメリカ商船モリソン号に対し砲撃を加えた(薩摩藩も同号を山川沖で砲撃。モリソン号事件という)。こうした幕府の対外方針に関して、同一〇年、知識階級は「慎機論」(渡辺崋山)、「戊戌夢物語」(高野長英)を書いてその危険性を指摘していた。特に後者は写本で流布したため、幕府批判の声として老中水野忠邦らが問題視した。幕府は、崋山を捕らえ、長英も自首し、関係者を捕縛して、蘭学者らを弾圧した(蛮社の獄)。しかし一方で、同年には早くもアヘン戦争前夜の緊迫した中国情報がオランダ商館によって幕府に伝えられ、その後も順次情報は伝えられた。水野忠邦の情報統制により、この重要情報はそれほど拡散しなかったものの、琉球を事実上支配していた薩摩藩は、琉球に渡来する中国船によって情報を入手していた。弘化元年（一八四四）にはオランダ国王ウイレム二世の開国勧告の親書（オランダ国書）がもたらされたが、幕府はこれを丁重に謝絶した。

下って嘉永五年（一八五二）六月に長崎に着任したオランダ商館長ヤン・ヘンドリック・ドンケル＝クルチウスが、別段風説書（特別なニュースの意）の中で、長崎奉行に、アメリカ海軍のペリー率いる蒸気船艦隊の江戸湾来航予告情報を伝達した（ペリー来航予告情報）。オランダとしては、この情報を伝達することで日本と通商条約を締結しようとしたのである。一方、薩摩藩は、長崎からこの情報を独自に入手して、江戸山手方面に避難場所になる屋敷を入手するなどの有効な対応策をとったのである。さらに、幕府は、時の老中阿部正弘が危機感を持ち、来るべき日に備えて、有志大名に情報をリークしたり、彼らを江戸に留め置いたりと、この時点でできうる限りの対応策をとっていた。

かくして翌嘉永六年六月三日、ペリーがオランダの予告通り浦賀に来航、六日後には大統領親書を手交し、再来日を通告して去った。幕府は条約調印の可否を決断するという重い課題を背負ったが、レザーノフの来航時、半年待たせたことを考えると、非常に迅速な対応であったことがわかる。予告情報があったからに他ならない。

(7) プチャーチン来航と幕府の対応

ペリーの来日に遅れること一カ月。ロシア使節プチャーチンが、軍艦を率いて長崎に来航した。ペリーの来日情報は一八五二年（嘉永五年）に世界を駆け巡っていたから、もともと早くから日本開国を目指していたロシアとしては遅きに失した感があった。外交窓口である長崎に回航せよという幕府の方針を一切考慮しなかったペリーに対して、幕府は、よい印象を持ちえなかったが、最初から長崎に来航し、同地の奉行の指示に従ったロシアに対しては、ゴロヴニン事件以来、トラブルがなかったこととあいまって、好印象であった。幕府要路では、ロシアは信義の通じる国なので、ロシアと条約を結んでアメリカを牽制するという方針まで取り沙汰された。しかし、プチャーチンが通商と同時に求めてきた北方での国境問題は明言を避け、通商は困難と強調する方針を確認した。かくして、一〇月、全権使節として大目付格西丸留守居筒井政憲、勘定奉行川路聖謨、目付荒尾成允、儒者古賀謹一郎を長崎に派遣した。この時、勘定奉行川路の従者として、津山藩医にして蘭学者の箕作阮甫が、弟子の武田斐三郎とともに随行した（後述）。一方、プチャー

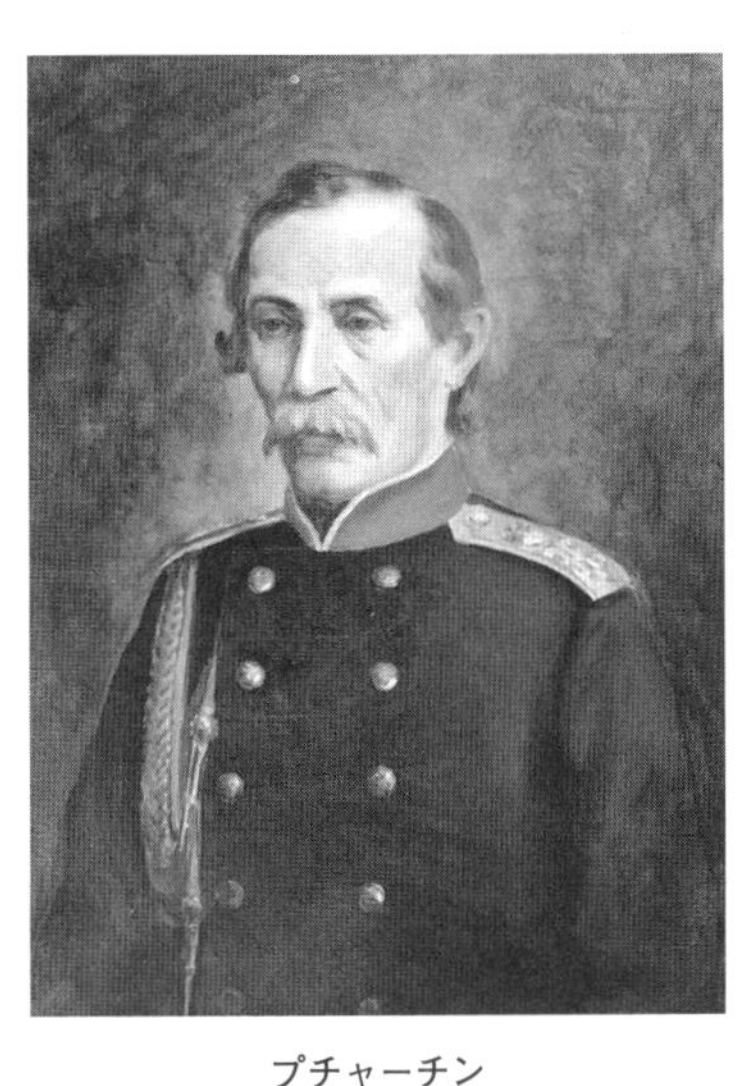

プチャーチン
（戸田造船郷土資料博物館蔵）

チンは、幕府の思惑を超えて、ペリーと共同戦線をとるべく長崎を出航し、上海にいたペリーに接触するも、協力を断わられた。また、ロシアとイギリス・フランスの戦争（クリミア戦争）が近いことを知って、一二月長崎に舞い戻り、幕府全権との交渉に臨んだ。この交渉により、ロシアは事実上の最恵国待遇を得た。なお、プチャーチンの動きを見て、翌年一月、ペリーは半年予定を早めて浦賀沖に現れ、前年測量していた小柴（現、横浜市金沢区）沖まで江戸湾を遡り、幕府を慌てさせた。交渉の末、三月にはいわゆる日米和親条約を締結。日本は、下田・箱館をアメリカに対して開港する、薪水・石炭・食糧などを供与する、必要品の購入を認める、アメリカにも最恵国待遇を認める、アメリカ外交官の駐在を認めるなどを約束した。これは、当然にしてのちにロシアにも認められることとなったのである。明治時代には、その条約に苦しんだ政府は幕府外交の無能さを強調したが、外交を始めたばかりの当時としては幕府はそれなりに頑張ったといってよい。徳川斉昭が強硬に主張する「通商

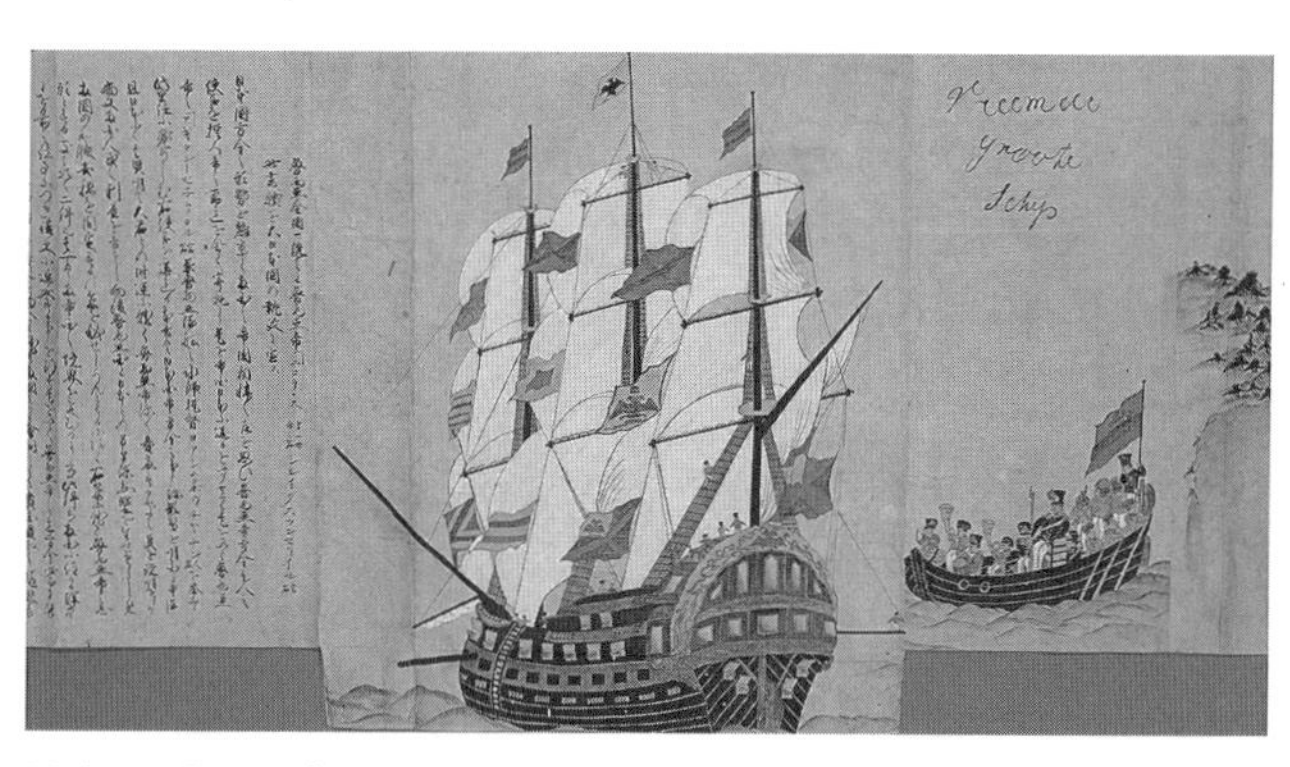

長崎に入港したプチャーチンの船（嘉永六年丑七月魯西亜船四艘入津之図、早稲田大学図書館蔵）

不可」は厳守したのである。かつ、「和親」は「一時の権道」と説明し、いずれ日本が軍事的に西洋に対抗しうる国になったならば、条約を破棄することも視野に入れていたのである。ただし、その後の歴史はそうした見通しが甘かったことを物語っているが……。

(8) 日露和親条約（日露通好条約）

三月、三度目の長崎入港を果たしたプチャーチンは、六日後出航し、沿海州、箱館と出没し、九月、突如として大坂湾にあらわれた。プチャーチンは京都に近い大坂に出没して、朝廷と幕府に圧力をかけるつもりだった。幕府の説得により、一〇月、開港間もない下田に入港した。一一月筒井、川路・阮甫が下田に着任して交渉が再開された。その直後、東海大地震が下田を襲い、大津波がプチャーチンのディアナ号を破壊した。にもかかわらず、条約交渉は行われ、一二月、日露和親条約（日露通好条約とも）が締結された。本条約は、基本的には日米和親条約と大差ないが、日露には懸案として国境問題があり、条約には国境画定が盛り込まれた。すなわち、両国国境は択捉島とウルップ島の間とし、樺太は国境を設けず「仕来りの通り」とした。また、領事裁判権を認めた条項もあるが、ロシアにある日本人は日本の法律で裁かれるとされ、片務的な領事裁判権ではなく、双務的な規定である。日本人がロシアに渡航することも想定したもので画期的である。樺太にも日本人が渡航し居住する可能性があることから盛り込まれた規定である。これらから、幕府がわざわざ不平等な条約をあえて結んだとする解釈はもはや過去のものである。ただし、最恵国待遇条項は、片務的で、ロシアにのみ認められた。これは、幕府が、これ以上他国とは関わりを持ちたくないという意識のあらわれであろう。ロシアが他国と結んだ条約が自動的に日本にも適用されるなど、当時の日本にとっては不要な条項だったことは肯定されうる。まさに、異国船出没と異国人との接触・交渉は外患以外のなにものでもなかったのである。

(9) 日露修好通商条約からポサドニック号事件へ

日米和親条約で積み残した通商問題を確実に解決するために、タウンゼンド・ハリスが下田に派遣され、紆余曲折を経て、安政五年(一八五八)六月、日米修好通商条約が締結された。翌月、プチャーチンとの間でも日米条約の趣旨にのっとり日露修好通商条約が締結された。ただし、領事裁判権と最恵国待遇は双務的で、日米条約とは異なっていることは注目されてよい。日露通好条約の趣旨を延長したものであろう。ようするに幕府はロシアを、アメリカよりも格上の隣国と認めていた証拠である。ところがその期待を裏切る事件が、文久元年(一八六一)、対馬で勃発した。

対馬は日本海と東シナ海を二分する、戦略上の拠点である。英・露はともに対馬に海軍基地を建設することを目論んでいた。そのため、二月、ロシア軍艦ポサドニック号が、イギリスの機先を制して対馬尾崎浦に入港、芋崎を占拠し、対馬藩の意向を無視して海軍基地建設を推し進めようとしたのである。

これに対し対馬藩は、なすすべがなく、幕府に対して嘆願して対馬を上知してもらい他領に移ろうとする一派とロシアに対して父祖の地を防衛し徹底抗戦をはかる一派に分裂、対馬は混迷を極めた。そうした中で、住民安五郎が射殺されるなど事態は悪化していった。情報収集にやって来た幕府外国奉行小栗忠順も権限外として早々に江戸に引き揚げた。小栗の名誉のために記しておくが、小栗派遣の正式な目的は情報収集で、交渉担当者ではなかったのである。ここでも小栗は権限外だが交渉にあたり、情報は十分に得ていた。それを持って江戸に戻り献策するも老中の容れるところとはならず、逆に外国奉行を罷免されてしまった。最終的には、ロシアの動きを懸念したイギリスが軍艦を派遣し、箱館奉行村垣範正とロシア領事ゴシケヴィッチの交渉もあって、七月ポサドニック号はやっと退去したのである。

和親・修好通商条約を結んでも、軍事的プレゼンスのためには不法占拠も辞さない列強のやり方は、おりからの攘夷運動の高揚ともあいまって、日本の行く末に不安を投げかけたことは間違いない。これらが、さらに討幕、いわゆる「大政奉還」、王政復古という明治維新という時代の原動力になったことはいうまでもない。江戸後期から幕末はまさに外患の時代であった。その外患に対して、果敢に、しかも冷静にむきあったのが、津山藩医にして蕃書和解御用、のち蕃書調所教授箕作阮甫である。

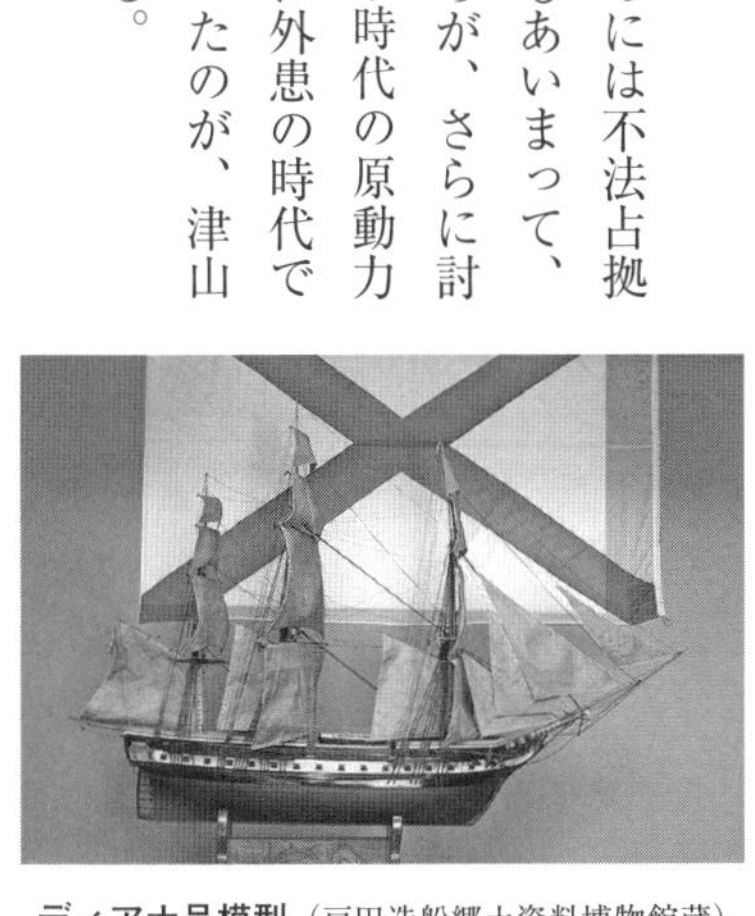

ディアナ号模型（戸田造船郷土資料博物館蔵）

三．津山藩の洋学と藩医箕作阮甫

（1）津山藩洋学の外患処方箋

津山藩における洋学の濫觴は、延宝五年（一六七七）に藩医久原甫雲が、長崎の阿蘭陀通詞出身西吉兵衛こと西玄甫から「阿蘭陀流外科免許状」を発給されたこととされる。当時、西は江戸で幕府医官をしていたので、久原は江戸で免許状を受領したものだろう。久原は、藩主松平宣富に外科医として登用されたというから、津山藩は早くから西洋医学（特に外科学）を受容していたということになる。これらからすると津山藩の洋学は、長崎と江戸をその源流に持つといえよう。その後、津山藩洋学の要となったのは玄随、玄真、榕菴のいわゆる宇田川三代と、玄真に学んだ箕作阮甫を祖とする箕作家の両方である。ここでは、まず宇田川三代を中心に述べる。

宇田川家はもともと武蔵国足立郡淵江領小台村（現、東京都足立区小台）出身の農民で、玄随の曽祖父玄中の頃から江戸市中で医業を営み、玄中孫の道紀から津山藩医に挙げられた。もともと漢方の家であり、玄随自身も西洋医学を嘲笑していたが、ちょうど二〇歳の時、安永三年（一七七四）、「解体新書」が刊行された。その後、同八年、二五歳の時、玄随は、桂川甫周、大槻玄沢に会い、西洋医学に開眼した。そして玄沢や前野良沢、さらには阿蘭陀通詞石井恒右衛門にオランダ語を学び、杉田玄白らとも交わった。のちに玄随は、西洋医学は虚説でも空論でもなく、「信実明徴」で「実物ニ拠リテ言ヲ」なしている点に惹かれたと述懐している。そして三〇歳から約一〇年かけて取り組んだのが西洋内科学である。その成果がよく知られた、わが国最初の内科書『西説内科撰要』全一八巻である。これはオランダ内科医ゴルテルの「外科医のための内科手引書」を訳述したもので、桂川甫周の勧めによったものである。各種疾病の病原や識別、治療法が載せられている。残念ながら、玄随本人は、出版の完了を見ずに、寛政九年（一七九七）に亡くなったが、養子の玄真に受け継がれて、文化七年（一八一〇）に完結した。

玄真は、伊勢国飯南郡大石村（現、三重県松阪市）の農民出身、安岡氏。玄随に弟子入りし、大槻玄沢にも学んだ。一時、杉田玄白の養子となったが、放蕩のため離縁され、窮乏したという。その時、『江戸ハルマ』（『波留麻和解』）を刊行した蘭学者稲村三伯の世話になり、『江戸ハルマ』を手伝った。玄随の死後、門人たちの推挙により、蘭学の家宇田川家を相続して、玄随の著作を刊行、また増補したのである。さらに、生理学・病理学までカヴァーした『医範提綱』を刊行、その中の「大腸」や「小腸」などの玄真が考案した訳語は今日まで使用されているものも少なくない。薬学にも長じ、幕府天文台阿蘭陀書籍和解御用を命じられ、フランス人ショメールの百科全書のオランダ語版を翻訳した「厚生新編」の訳述にも従事した。弟子に長州藩医坪井信道、津山藩医箕作阮甫、大垣の町医師で、著名な本草学者飯沼慾斎、薩摩藩医で、後に幕府奥医師となる戸塚静海、加賀藩医藤井方亭などがいる。玄随門人の大垣藩医江沢養樹の長男榕菴を養子とした。

榕菴は、阿蘭陀通詞馬場佐十郎や吉雄忠次郎に学び、ドイツ語やフランス語の文献も利用したとされる。養父に同じく、天文台阿蘭陀書籍和解御用を命じられ、「厚生新編」の訳述にも従事した。榕菴の研究は薬学から植物学に深化し、わが国最初の西洋植物学紹介書『菩多尼訶経』『植学啓原』を刊行、さらに本格的な化学書『舎密開宗』も刊行した。その関心の幅はさらに広がり、歴史、地理、軍事、音楽、音声学、娯楽など西洋文化のありとあらゆるものに及んでいる。榕菴は、自家の理想的な設計図を作成している。そこには診療所・薬園・研究所などが描かれ、それは、実現こそしなかったが、自由な研究が行える洋学者の理想郷であったといえよう（榕菴の理想の自宅兼研究所の想像図は岡山県津山市の津山洋学資料館に展示されている）。

ようするに津山藩の洋学の要である宇田川三代は、いずれも地方出身者で江戸で蘭学（洋学）を学び、医学を家学としながら、しかも、内科から生理学、病理学、薬学、植物学、化学、博物学と、宇田川三代の中で研究をより深化させていった。これは日本の蘭学（洋学）全体の深化の動向そのものであり、まさに宇田川家は近世日本の蘭学（洋学）のリーディング・サイエンティストの一家であったといえよう。

なお、その後、宇田川家は、飯沼慾斎の三男興斎が相続した。興斎はペリーがもたらしたフィルモア大統領親書のオランダ語版の翻訳に、箕作阮甫・杉田成卿とともに従事し、また生涯、津山松平家の侍医（藩医）を務めた。

（2）箕作阮甫とはどのような人物であったのか

さて、箕作阮甫は、津山で生まれた。その意味で、純粋な津山生まれの津山藩の洋学の人といえよう。阮甫は、寛政一一年（一七九九）美作国津山に、藩医箕作貞固の三男として生まれた。長男は夭折していた。阮甫誕生の三年後、父貞固が死去した。四四歳の働き盛りであった。家督は、阮甫の兄豊順が継いだが、まだ弱冠九歳のため十人扶持は半減された。母は、二人の息子の教育に尽力した。ところが、兄は一七歳で労咳により亡くなってしまい、ひとり一二歳の阮甫が残された。家督相続した阮甫は、藩に願い出て、一八歳の時、京都の漢方医竹中文輔に入門した。帰国後、文政二年（一八一九）阮甫は七人扶持で御番入となり、藩医の末席に列した。二年後、藩の儒者大村成夫の養女といと結婚した。翌文政五年には高五〇石、小姓組、御匙代に任命された。七人扶持から五〇石に知行取りとなるのは、この時代では破格の出世である。藩医という藩主の健康に直結する役職ゆえ、その持っている技術や知識が重視され、また藩主との相性も重要だったたであろう。そうした点から阮甫の出世が可能であったのであろう。翌六年には藩主の参勤に従って江戸に出た。江戸で母危篤の報に接し、いったん帰国して母を看病したが、母を見送ることになった。その後、ふたたび江戸に出て、江戸蘭学の隆盛ぶりに刺激を受け、江戸詰を願い出た。そして同じ津山藩医宇田川玄真について蘭学を学んだのである。三年後津山に戻るが、江戸の学問的雰囲気が忘れられず、願い出て、一〇年の江戸詰を許された。天保二年（一八三一）江戸の鍛冶橋藩邸に着き、ほどなくして本八丁堀松屋町で開業したが、火事で類焼してしまったためふたたび鍛冶橋邸に居住した。火災で焼け出されたことが、阮甫をして街中で開業するよりも藩邸内部でオランダ語の書籍の翻訳に向かわせることとなったと思われる。そして藩邸内では町人の患者を診察・治療することもないので、十分な翻訳時間が確保できたのであろう。その後、『医療正始』二四冊の訳述、『泰西名医彙講』の編集などを行い、天保一〇年（一八三九）には、オランダ語書籍の翻訳を行う幕府の役所である蕃書和解御用を拝命した。これは、この年、渡辺崋山が捕縛され、それに危機感を持った蕃書和解御用の蘭学者にして岸和田藩医小関三英が自殺して、欠員が生じていたための補充であった。かくして阮甫が生涯にわたり翻訳した訳述書は九九部一六〇冊余にも上り、その高さは阮甫の身の丈にも及んだという。

嘉永六年（一八五三）、ペリーが浦賀に来航した。前年に長崎のオランダ商館長が予告した通りであった。幕府は久里浜で大統領親書を受領した。そして、杉田成卿と阮甫がこの書簡を翻訳する「異国書簡和解翻訳御用手伝」に任命された。杉田と阮甫に宇田川興斎を加えた三人によって書簡が翻訳され、その書簡は大名・旗本に公開され、幕府によって前代未聞の対外政策の意見諮問が行われたのである。そしてペリーの来航直後、今度は長崎にロシアのプチャーチンが来航した。幕府は、応接掛として西の丸留守居筒井政憲のほか、川路聖謨、荒尾成允、古賀謹一郎を任命、長崎に派遣した（前述）。阮甫は、特に応接掛の川路から請われて随行することになった。ただし、川路の個人的な秘書ではなく、幕府老中阿部正弘から津山藩に正式に文書が伝達されており、まさに公務出張（第二章参照）で、勘定奉行川路の手付

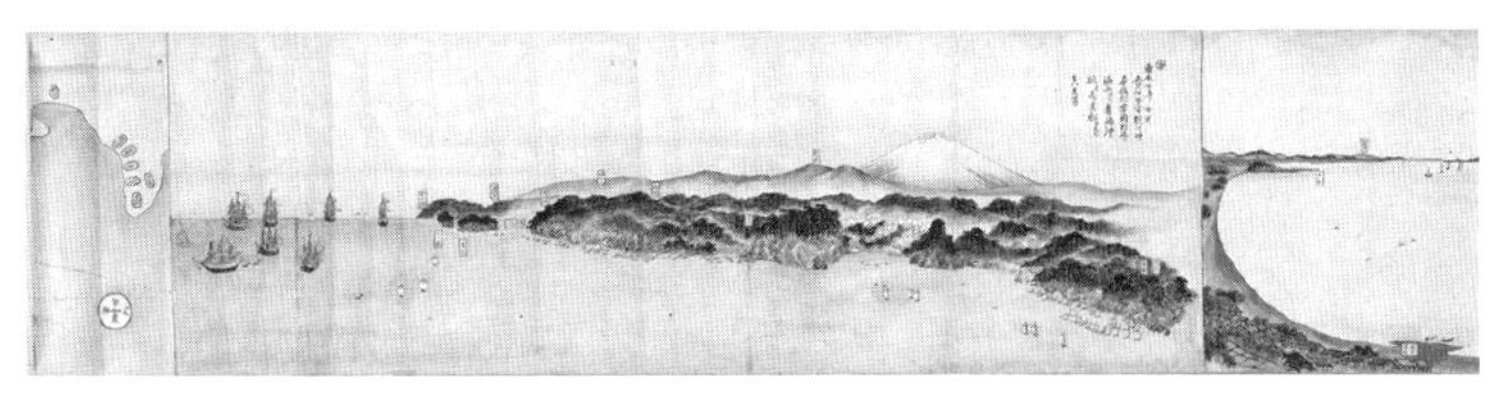

異国船渡来之図（津山洋学資料館蔵）

という身分であった。阮甫は、若党二人、僕二人と助手として門人の伊予大洲藩士武田斐三郎、およびその僕一人を従えていくこととした。

江戸に着いてからの阮甫は、やはり外交文書の翻訳関係に従事した。ところが、長崎旅行が響いたのか、阮甫はこの頃から隠居を考え始めたようだ。安政元年（一八五四）一〇月には、プチャーチンと筒井・川路の日露交渉が再開されることになり、阮甫も随行し、日露交渉の間、下田に滞在することになった（興斎も同行）。ところが一一月四日東海大地震とそれにともなう大津波が下田を襲い壊滅状態となった。阮甫はかろうじて裏山に逃れ命拾いした。地震後も交渉が行われ、一二月、日露和親条約が締結され、年末には交渉団は江戸に戻っている。安政二年三月阮甫は藩に届け出ていた隠居が認められ、六月には幕府の蕃書和解御用も御役御免となった。しかし、開国以後の海外情報の収集と外交文書翻訳の教育研究機関として、安政四年、蕃書調所が設立されると、阮甫は、杉田成卿とただ二人だけの教授として再出仕することになった。同所の頭取は古賀謹一郎で、長崎公務ではナンバースリーだった人物である。同所は文久二年（一八六二）開成所と改称されたが、阮甫はなお教授の任にあった。しかし翌年、現職のまま阮甫は六五歳で病死した。開成所はのちに明治政府に接収され開成学校、大学南校となり東

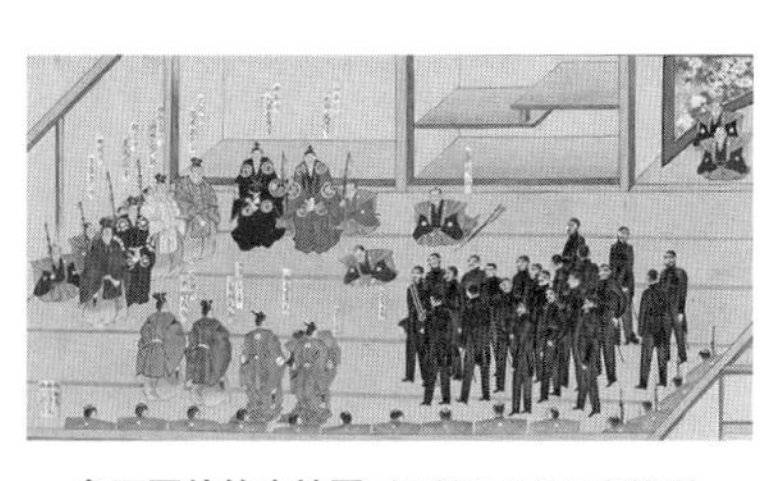

魯西亜使節応接図（早稲田大学図書館蔵）

京大学となった。また、阮甫がかかわった重要なことがらとして安政四年の神田お玉が池の種痘所設立がある。阮甫は伊東玄朴らとその発起人となり、預金人名簿の筆頭に挙げられている。種痘所は文久元年西洋医学所となり、明治維新後は海陸軍病院、大学東校、東京大学医学部となった。

長崎随行旅行以後の阮甫は後進の教育、特に制度としての教育研究機関の設立に果たした役割は大きかったと思われる。それは、長崎公務で川路や古賀と関係が緊密になったためであろう。長崎でロシア軍艦を訪問した阮甫を、プチャーチンの秘書官ゴンチャーロフは「いたって活発な男」と評している。蘭学・医学に長じた、藩医阮甫は、「いたって活発な男」であった。それは、公的な制度としての教育研究機関を設立するにふさわしい人材であったといえよう。やはり新しい機関には活発な人材が必要とされたのである。まさに外患の時代にむきあった藩医箕作阮甫の姿を読み取っていただけたら幸いである。

次章では阮甫の長崎出張紀行『西征紀行』から酒と肉食の記事を拾い、酒と肉食にどうむきあったのかを読み取ってみたいと思う。いましばらく、阮甫とおつき合いいただきたい。

第二章 藩医の出張旅行と酒・肉食

一・公務出張と酒と肉食

交通網や宿泊施設が整備された今日では、公務出張旅行は、江戸時代ほど苦痛をともなうものではなくなっただろう。また、通信網の整備により電子メールでの意思疎通やテレビ電話会議なども行われ、今後出張旅行そのものが少なくなっていく可能性もある。しかしながら、面とむかった人間活動が、企業や官庁の活動の基本である限りは、公務出張旅行のなくなることはありえないと考える。よりよい公務出張旅行の形を考察することは、企業や官庁の活動をよりよいものにするために必要なことであろう。

ひるがえって、交通網や宿泊施設が、現代より未整備な江戸時代の公務出張旅行はどのようなものだったのだろうか。官僚の公務旅行に関しては、いくつかの日記の刊行があり、ある程度知られている(1)。だが、官僚よりも活動の自由度が高かった学者のそれはどのようなものであったのか。研究者の末席をけがす者として学者の公務出張旅行に関心があった。江戸時代の学者の公務出張の旅行記はないだろうか。この要望にこたえてくれる日記が、美作国津山藩医師箕作阮甫の『西征紀行』(2)なのであった。

本旅行記を読み進めていくと、阮甫が無類の酒好きで旅の間中、酒を手放したことがないことがわかりたいへん興味深かった。おりしも飲酒に関して社会の厳しい眼が向けられてもいることから、公務出張中の飲酒に関しても考えてみたいと思った。また、一方、紀行には肉食の記事も散見される。当時、鳥類の肉食はそこそこあったようだし、四足の肉食も、たとえば諏訪大社の「鹿食免（かじきめん）」の御札や箸で免罪されたという。また「やまくじら」と称して猪や鹿を食べており、薬として服用していた事例もある。今日、「ジビエ」としてエゾジカの缶詰が販売されたり、会津大内宿では熊肉のみそ汁を提供する食堂もある。今よりも獣肉を食するのが厳しい時代の肉食に関してもあわせて述べてみたい。

二．長崎公務出張の拝命

プチャーチン来航という大事件への対応の一環で阮甫は、魯西亜応接掛川路聖謨の従者に任命された。この辞令は、嘉永六年（一八五四）一〇月二〇日、津山藩の留守居が老中阿部正弘邸に赴いて受け取っている。そして、同日夜、藩年寄の役宅に藩大目付が阮甫を同道して、阮甫に伝達されたものである（3）。まさに公務出張ということになった。二七日には川路から老中の命で長崎行きが見合わせとの報が入り驚くが、月番老中から大洲藩主に同藩士武田斐三郎同行の件が伝えられ、同人の身分も確定した。翌日川路の呼び出しがあり、行ってみると長崎行は元通りで、さらに三〇日出立と伝えられる。二九日には川路から官金を受け取って、津山藩主松平斉民、継嗣慶倫、同夫人儀姫に謁見して別れの挨拶をした。今回の公務出張が幕府・藩の関係のみならず、藩主をはじめ藩の奥向きも巻き込んだ大掛かりなものであることがよく理解されよう。

なお、『西征紀行』の記述をもとに、年月日、行程、宿泊地、主な出来事、酒に関する記述、天候の表を作表した。本表では、できるだけ紀行原文の文意をそこなわないように現代語訳で抽出した。以後本文では、表からわかることを中心に記述していくが、表にないことでも興味深いことがらについては取り上げたいと思う。

三．長崎への往路

往路は、中山道、山陽道、長崎街道を利用した。

出発の三〇日は穏やかな日和だった。縁者が板橋まで見送ってくれ、斐三郎とは本郷追分で落ち合った。川路の一行をやはり本郷追分で迎え、川路の後から従って行くこととなった。

川路は旗本・勘定奉行としての行列立てであったが、阮甫ら一行は、それから少し離れて付いていく形であったと考えられる。というのも、後述するように阮甫らはかなり頻繁に飲酒をしているが、川路は生来酒好きだったにもかかわらず、みずからにも家臣にも禁酒を厳命し酒類を一切携行しておらず、

酒に関する記述	天候
	晴。
	晴。
	晴風。
浴後小酌。	恬凞。
輿中に蓄えた徳利のほかに酒を買い、斐三郎と飲んで、酔い就寝。	朝晴無風、午後西北風。
小酌して枕に就く。	朝晴、午後風。
一酌の後、斐三郎講義。	晴、坂本寒気殊に甚だし。
寒気強きにより濁酒を買い、すみやかに飲んで昼食。望月でいなか造りの酒を買い、慰労。	砂を巻き上げるような大風。形容できない寒さ。
	雪。
いなか造りの酒を少し飲み夕食。	晴。寒気骨を刺す。
小酌して枕に就く。このあたりの酒は甘くてうまいので少し飲みすぎ、入ってしまうようだ。	晴。雪わずか、風なし。
斐三郎所持の合成酒を飲む。甘い味だが酒粕が鼻に付くようなことはなかった。酔って輿にのった。宿で入浴後飲酒。	晴。朝寒気甚だし。
昼、昨日購入の合成酒を斐三郎と飲む。	一日中雨。
慾斎、弁当と美酒を携え来る。旅籠の茶店で宴会。	晴。風甚だし。晩雨。
魚屋に慾斎を招いて会席料理を振る舞う。阮甫と斐三郎は酒と料理。	晴。暖。
加納にて飯沼玄礼、一升の美酒とウルカ、小菊紙を贈る。酔いながら名刺を荒尾成允に投じた。	曇。寒。
	朝晴。午前一雨。午後晴。
武佐にて酒を飲み、薔薇の花を一枝切って駕籠の中の花瓶に活ける。	暖。
例により小酌したり。	午前晴。晩夜雨。
店主、灘の美酒・大坂風の肴を提供、斐三郎と対酌。席を移してまた飲み、就寝。	朝霧。夕澄み切った寒さ。

年月日	行　　程	宿泊地	主　な　出　来　事
1853/10/20		鍛冶橋江戸藩邸	幕府よりロシア応接の件下達。
1853/10/27		鍛冶橋江戸藩邸	川路聖謨より長崎行延引の報。武田斐三郎召し連れ決定。
1853/10/28		鍛冶橋江戸藩邸	川路邸にて打ち合わせ。江川英竜邸に赴くも面会できず。
1853/10/29		鍛冶橋江戸藩邸	川路邸に赴くも面会できず。藩主夫妻に拝謁。
1853/10/30	鍛冶橋藩邸・板橋・蕨・大宮	大宮宿大黒屋	出発。縁者、板橋まで見送り。斐三郎と本郷追分で合流、川路一行を同所で迎え、後から陪行。
1853/11/01	大宮・鴻巣・熊谷	熊谷宿	わずか二日で疲労、先が思いやられると嘆く。
1853/11/02	熊谷・本庄・倉賀野	倉賀野宿	熊谷寺にて乾拓を採る。川路と蘭書刊行の談。
1853/11/03	倉賀野・安中・松井田・坂本	坂本宿	斐三郎、大砲鋳造法を講義。
1853/11/04	坂本・碓氷峠・追分・望月	望月宿	斐三郎、西洋砲術を講義。談論。
1853/11/05	望月・和田峠・下諏訪	下諏訪宿	厳しい寒さの和田峠を越える。
1853/11/06	下諏訪・塩尻峠・奈良井	奈良井宿	塩尻峠から諏訪湖・富士山を望む。
1853/11/07	奈良井・鳥井峠・福島・須原	須原宿	鳥井峠の道が凍って危険だった。
1853/11/08	須原・妻籠・中津川	中津川宿	輿中で地理書を読み、イギリスの強大さに驚く。川路に謁見。機密の談話あり。
1853/11/09	中津川・御嶽・細久手	細久手宿	前歯が抜ける。
1853/11/10	細久手・鵜沼・加納	加納宿	飯沼慾斎が来訪し歓談。
1853/11/11		加納宿	川路と面談。
1853/11/12	加納・合渡	合渡宿	古賀謹一郎、筒井政憲に拝謁。
1853/11/13	合渡・垂井・柏原	柏原宿	関が原を午睡して通り過ぎ後悔する。川路と面談。北方探検の志など語る。
1853/11/14	柏原・高宮・越智川・武佐	武佐宿	箕作氏祖先の地箕作山を遠望。
1853/11/15	武佐・草津・大津	大津宿	川路に面談できず。
1853/11/16	大津・伏見・淀・枚方	枚方宿	枚方にて遠眼鏡で対岸や富田を観察。斐三郎ら船で大坂に先行。

三. 長崎への往路

酒に関する記述	天候
一人晩酌、夕食。	晴。夜甚だ寒し。
川路より明石藩主から贈られた樽酒をもらう。甘く清らかだが、灘の酒に比べると数段劣ると評価。感冒により酒食を減らす。	晴。暖。
旅館主人美膳を用意。	早朝雨のち霧。
宿にて鱈を再び温めて飲む。	朝晴。午後雨。
斐三郎と一盃傾けていたころに児島が来る。	朝晴。午後一雨。北風甚だし。
	冬至。寒風肌を刺す。強風・飛雪。
河村・寺地に酒肴を提供。酔を尽くして別れた。尾道で川路の酒をもらって飲み、斐三郎と地理学に関して語る。	寒風、ますます甚だし。
昨日川路よりもらった、福山藩主の贈り物の美酒を飲む。夜半目覚めて、読書中の斐三郎と一盃。	曇。まばらな雪。
	晴。心まで温まる様な暖かさ。夜雨。
	朝雨止む。
錦帯橋側の宿場で一酌。	晴。
花岡の酒は頗る美味い。斐三郎は一酌して寝たが、この夜の酒に目が覚め寝られず。	寒甚だし。午後曇。
梅田・山根と酒を酌み交わす。	
	暖。午後風。
長府領主より盛膳美酒を賜う。灘の酒だったので酔いつぶれ就寝した。	霜。午後晴。暖。
昨夜の酒に二日酔い。さらにむかえ酒を飲む。夕方宿に帰り入浴後一酌して就寝。	朝晴。午後さらに晴れ渡る。
謁見では酒三盞。二汁二菜、酒三盃。鷹狩の鴨、有平糖など賜う。宿にて鴨一羽をさばいて飲む。	雨雲。朝雨。
昨日賜った肴を取り出し一酌。斐三郎と深夜に及ぶまで飲む。	晴。
正木屋で千住大之助と酒を酌み交わしていると川路から昼夜兼行を催促される。	霜。午後暖。
一酌して仮寝する。	

年月日	行　程	宿泊地	主 な 出 来 事
1853/11/17	枚方・京橋・天神橋・西宮	西宮宿	緒方洪庵に依頼した凍傷の薬テレビン油を斐三郎が持ち帰る。
1853/11/18	西宮・兵庫・須磨・舞子浜・明石	明石宿	何度も見ている須磨・舞子浜が違って見えた。
1853/11/19	明石・加古川・姫路・福中	福中宿	津山藩の物頭一行とすれ違うも挨拶できず。普請役石川周蔵を治療。女按摩にかかる。
1853/11/20	福中・正条・三石	三石宿	竜野藩主から盛膳が贈られる。焼き物の一尺の鱈が生鮮と評価。
1853/11/21	三石・吉井川・藤井・岡山	岡山宿	川路と面談。児島順蔵来る。斐三郎、狂人と評価。
1853/11/22	岡山・板倉・矢掛	矢掛宿	寒さ厳しきにより吉備津神社参詣を断念。
1853/11/23	矢掛・神辺・尾道	尾道宿	神辺で河村幹事、寺地強平来る。
1853/11/24	尾道・三原・奴田本郷	奴田本郷宿	昼飯に猪鍋を食す。
1853/11/25	奴田本郷・溜市・西条四日市	西条四日市宿	川路とキリスト教の翻訳書に関して談論。
1853/11/26	西条四日市・海田市・広島・廿日市	廿日市宿	廿日市までの海浜の景色が舞子浜よりすばらしいと評価。
1853/11/27	廿日市・玖波・関戸	関戸宿	体調不良により厳島神社行を断念。錦帯橋を見る。側の宿場で眼鏡を壊す。
1853/11/28	関戸・高森・花岡	花岡宿	周防は、石の多いやせた土地であるが、人品は正直で誠実と評価。
1853/11/29	花岡・福川・宮市	宮市宿	山口藩主より魚を下賜される。梅田幽斎、山根宗謙来る。
1853/12/01	宮市・小郡・舟木	舟木宿三輪薬店	三輪薬店の主人と歓談。
1853/12/02	舟木・吉田・長府・下関	下関宿	初めて九州の山を見て感動する。
1853/12/03	下関・小倉	小倉宿	宮本武蔵および宮本家の墓に詣でる。
1853/12/04	小倉・小矢の瀬・底井野・飯塚	飯塚宿	福岡藩主黒田斉溥に謁見。
1853/12/05	飯塚・冷水峠・田代	田代宿	
1853/12/06	田代・神崎・佐賀・武雄	武雄	川路と面談。佐賀蓮池町正木屋宿泊が、急遽武雄に。
1853/12/07	武雄・嬉野・彼杵	彼杵	

三．長崎への往路

酒に関する記述	天候
	晴。
	雨あるいは晴。昨日来寒さ甚だし。
三宝寺に帰り一酌して就寝。	晴れたり曇ったり。寒さ甚だし。
長崎の豚肉一斤を食べ、斐三郎とともに例の一酌をする。豚肉の美味は江戸に及ぶべくもないと評価。	寒甚だし。朝晴。午後曇。
帰宅後、斐三郎と晩酌して酔いつぶれた。	朝晴。午後やや曇。晩雨。すこぶる暖。
斐三郎と一酌するため食糧を調達し、小使いが豚肉そぼろ煮を調理。三宝寺住職も食し酒も数十杯飲むが酔った風はなかった。	前夜より雨。午後晴。暖。
	晴。
	晴。
	晴。
ロシアの盃酒・肴を見る。士卒教練の後、酒宴。シャンパン・ワインは美味。酒終わり絵の贈呈。	よく晴れ渡り、風もなく穏やか。
酒楼紅葉亭で遠眼鏡で長崎湾を観察。ほろ酔い気分で寺に戻る。	晴。
千住、卓袱料理を持ち込み、飲む。	晴。暖気春の如し。夜雨。蛙の声、雷鳴。
佐賀藩主から下賜の野鴨、商人からの豚肉を料理し、黄昏から飲む。	終日雨。晩晴。
	晴。
	寒さ甚だし。
	寒。
	寒。
	寒。
	寒。
酒楼一力にて、斐三郎、田原、永井、小山三径と飲む。痛飲して帰る。	寒甚だし。晴。
一力にて酒宴。帰宅後も田原の酒肴の贈り物あり、一飲して就寝。	晴。
田原を誘い吉田屋・向陽亭に至るも断られ、一酒店で一酌。丸山花月楼に上る。	晴。
一力楼にてシーボルト・イネに会う。長崎第一の美人と評価。暁出立前に対酌する。	晴。
豚肉を買って料理し、軒端で酒を酌み交わし、阿玉を侍らす。千住酔っ払って帰る。	雨。
	曇あるいは晴。

年月日	行　　程	宿泊地	主 な 出 来 事
1853/12/08	彼杵・大村・矢上・長崎	長崎中島高木屋敷	川路と合い宿。同人と面談。
1853/12/09	長崎	三宝寺	川路に呼び出され、ロシア使節のオランダ語書簡の翻訳を行う。
1853/12/10	長崎	三宝寺	川路と面談。翻訳草稿など浄書。
1853/12/11	長崎	三宝寺	川路と面談。森山栄之助の談を聞かされる。
1853/12/12	長崎	三宝寺	川路から呼び出され、ゴロヴニンの書に関して相談をうける。
1853/12/13	長崎	三宝寺	安川薬店、三宝寺住職の甥、古賀謹一郎など来客多数。
1853/12/14	長崎	三宝寺	昨夜到来のゴロヴニンの書を翻訳。
1853/12/15	長崎	三宝寺	ゴロヴニンの書を翻訳。斐三郎に清書させる。
1853/12/16	長崎	三宝寺	三通の書簡翻訳。明日のロシア船乗船の手続きなど。
1853/12/17	長崎	三宝寺	ロシア軍艦パルラダ号見学。
1853/12/18	長崎	三宝寺	市中の唐物・骨董店にて買い物。
1853/12/19	長崎	三宝寺	斐三郎外出。千住来訪。
1853/12/20	長崎	三宝寺	日記の整理。午後、薩摩藩聞役からの使者来訪。
1853/12/21	長崎	三宝寺	川路より、交渉に陪席せよとの書状到来。
1853/12/22	長崎	三宝寺	第一回日露交渉。
1853/12/23	長崎	三宝寺	第二回日露交渉。
1853/12/24	長崎	三宝寺	第三回日露交渉。
1853/12/25	長崎	三宝寺	
1853/12/26	長崎	三宝寺	
1853/12/27	長崎	三宝寺	川路を訪問。ロシア側文書を翻訳。留守中、田原玄周来訪。
1853/12/28	長崎	三宝寺	田原の返礼の酒宴。
1853/12/29	長崎	三宝寺	田原出立につき酒宴を計画。
1853/12/30	長崎	三宝寺	田原出立の宴。
1854/01/01	長崎	三宝寺	千住と飲んで談論。
1854/01/02	長崎	三宝寺	斐三郎ロシア船見学。日記整理。

三．長崎への往路

酒に関する記述	天候
佐賀藩蔵屋敷にて千住らと飲酒。帰宅後来客、酒を出す。	半晴半曇。夕雨。
酒はマディラ産ワイン、肴は蒸鯛のヨーグルト掛けで美味。カステラも。ただしパンは固かった。	半晴半曇。夜雨。
ロシアから贈られた牛肉を松前の鋤で煮て飲酒。帰宅してさらに飲酒して就寝。	一日雨。黄昏晴。
千住と小酌、さらに二、三酌。明日のロシア船乗船取りやめに憤懣やる方なく酔いつぶれ睡眠。	朝晴。午後曇。
朝からありあわせの肴で飲酒。	曇。
	晴。
帰宅後、晩酌。	晴。
帰宅後、薩摩藩蔵屋敷訪問、饗応。帰路千住の知り合い阿玉の家で飲酒。千住、斐三郎来る。	半ば晴。
斐三郎と飲む。阿玉が来る。初村玄蔵宅の酒宴に招待される。	晴。
猪俣伝之助宅に招かれる。阿玉座に侍る。	風。
和蘭館でアニス酒、白ワイン、レモン風味の酒、パルヒタモールなど飲む。他に菓子などの饗応も。	朝晴。午後曇。
	晴。のち風雨。
小山、石川篶所、吉雄圭斎来訪。酒宴を設ける。客が帰り就寝。	曇。
石川、猪俣、楢林宗寿、初村玄助、同鹿之助来訪。石川・一力の贈品の酒肴で歓を尽くす。	晴。
	晴。朝寒。水盤に薄氷。
	晴。
晩酌するが、美味くなかったので薩摩藩からもらった白酒を出して数杯傾け、わずかな酔いにまかせて就寝。	終日雨。
嬉野の双松楼で一酌。宿で一酌して就寝。	昨夜より雨。昼雨止む。風起こり晩には晴。
千住来訪。夜ふけるまで酒を飲み交わし長崎以来のことを話す。	朝曇。午後晴。
医学館でしきりに飲み交わして酔って宿に帰る。	
広瀬と酒宴。門人らと献盃、酔って宿に帰る。	晴。
永井と酒を酌み交わしつつ箱崎行を相談する。	朝雨。

年月日	行　　程	宿泊地	主 な 出 来 事
1854/01/03	長崎	三宝寺	年頭の挨拶まわり。
1854/01/04	長崎	三宝寺	ロシア軍艦の見学と接待。
1854/01/05	長崎	三宝寺	川路に面談。日露交渉の様子を聞く。条約草案の翻訳。
1854/01/06	長崎	三宝寺	用達石元卯之助、オランダ通詞品川藤兵衛、千住来訪。
1854/01/07	長崎	三宝寺	唐物屋、唐筆を持って来訪。後藤又次郎邸に招かれる。
1854/01/08	長崎	三宝寺	川路を訪問。ロシア側文書を翻訳。
1854/01/09	長崎	三宝寺	ロシア側文書の翻訳完成。
1854/01/10	長崎	三宝寺	千住、来訪。川路を訪問。ロシア文書写す。
1854/01/11	長崎	三宝寺	
1854/01/12	長崎	三宝寺	西役所で献上の蘭書見分。川路を訪問。ロシア文書写す。
1854/01/13	長崎	三宝寺	御薬園・高木御用物蔵・長崎会所・御武器蔵・出島和蘭館を巡見。夜春徳寺を訪問。
1854/01/14	長崎	三宝寺	聖福寺・福済寺・俵物会所・新地御米蔵・梅が崎御台場・唐人屋敷巡見。
1854/01/15	長崎	三宝寺	北瀬崎御米蔵・御船蔵・稲佐御台場・戸町・西泊巡見。
1854/01/16	長崎	三宝寺	ロシア側文書の翻訳。
1854/01/17	長崎	三宝寺	旅支度。品川藤兵衛、楢林、後藤、阿玉姉妹など別れを惜しむため来訪。
1854/01/18	長崎・矢上・大村	大村宿	長崎出発。大村にてイネが追いつく。石井宗謙との離縁を依頼する。
1854/01/19	大村・彼杵	彼杵宿	日記の整理。
1854/01/20	彼杵・嬉野・武雄	武雄宿	川止め、迂回。頭痛・微悪寒・腰痛。宿にて温泉入湯。
1854/01/21	武雄・牛津・佐賀	佐賀宿	雲仙岳遠望。
1854/01/22	佐賀	佐賀宿	反射炉見学、佐賀藩主に謁見。医学館にて饗応。
1854/01/23	佐賀・田代	田代宿	斐三郎、佐賀逗留。別れを惜しむ。田代で川路を訪問。広瀬淡窓に会う。
1854/01/24	田代・大宰府・福岡	博多宿二口屋与兵衛	太宰府天満宮参詣。永井来訪。

三. 長崎への往路

酒に関する記述	天候
箱崎宮門前でいなか造りの酒を飲む。宿に帰り入浴後、永井と酒を酌み交わす。	風甚だしく、雪飛ぶ。
博多の酒はまずいとして、江戸にいたなら妻に美味い酒を飲ませよなどと小言をいえるのにと嘆く。	小雪。寒甚だし。
入浴後、小酌して就寝。	曇。寒いささか減少。なお氷の厚さ数寸。
夕方、藩主が昨日狩猟した鹿・猪の肉を煮たものをいただき、また鶴のみそ汁を自ら作り振る舞ってくれた。そのとき酒もいただいたが、頗る美味で、名を聞いたところ大坂の白菊とのこと。二・三升いただけないか、頼んだところ、舶来の瓶五本に満たしてくださった。帰ってから小酌して就寝した。	晴れたり曇ったり。
宿にて福岡藩主下賜の白菊を取り出し独り飲む。一眠りしてさらに独り飲む。	晴。暖。
斐三郎と白菊を夜が更けるまで飲む。酒たけなわにして宿の主人が書を所望した。	曇。
	雨。
小山、来訪。ともに酒を飲み交わす。	曇。のち晴。風あり、頗る寒。
薩摩藩主より酒肴を賜う。井上庄太郎と飲むこと数盃。	晴。
坪井信道門人の待ち伏せ、酒を勧められる。小郡手前で酒を五・六盃飲み病人を診察、さらに五・六盃飲む。宮市で入浴後小酌。	恬煕。
薩摩藩主より下賜された塩豚、昨日の医師がくれた梅漬けの鶴肉、白魚などで飲酒。宿の主人夫婦にも酒をすすめられる。	曇。午後雨。
福岡藩主から下賜の白菊一瓶半残りを斐三郎と鶴の肉を煮ながら飲み干す。	雨。
海岸近くの一楼で飲酒。歌妓二人を侍らす。この日は朝から甘味の酒を飲んだので、腹の調子がよくなく、夜遅くには酒を飲まなかった。	朝雨。次第に止み晴れ渡る。
	晴。
最近は酒が荒く口にできないので、アラキ酒かみりんを飲んで寝ている。二時間ばかりで起きてしまいまた飲む。防長芸は食べ物も酒もよくない。眺めもそれほどでもなく旅行には向かない。晩に宿の主人から酒を勧められた。薄いが酒粕くさくなく数杯飲んだ。	晴。恬煕。
鶴の友なる下り酒を六瓶入手。白菊と同等の味。寺地、酒肴を携えて来るが、自分は鶴の友を飲み、寺地の酒は飲まず、肴だけ食す。	晴。
時太郎に少しの酒肴出す。時太郎、自分が祖父に勝つのは酒飲みだけといい頗る飲むので、鶴の友を持たせてやった。	晴。寒甚だし。
万波家で朝より酒を酌み交わす。二本松の茶亭でアラキ酒飲ませる。藤井本陣保井氏に待ち伏せされ、酒を勧められ、揮毫などする。	晴。風甚だし。

年月日	行　程	宿泊地	主 な 出 来 事
1854/01/25	博多	博多宿二口屋与兵衛	崇福寺・箱崎八幡参詣。
1854/01/26	博多	博多宿二口屋与兵衛	寒気甚だしく宿にて読書。
1854/01/27	博多	博多宿二口屋与兵衛	日記の整理。福岡藩主に謁見の準備。名刺の準備。
1854/01/28	博多・福岡	博多宿二口屋与兵衛	福岡城にて藩主に謁見する。ロシア情勢など談論。
1854/01/29	博多・箱崎・青柳・阿瀬町	阿瀬宿	博多出発。箱崎松原が先日の風情とは変わっている事に驚く。
1854/02/01	阿瀬町・赤間・小矢の瀬	小矢の瀬宿	斐三郎と合流。
1854/02/02	小矢の瀬・黒崎・小倉	小倉宿	伊予に向かう斐三郎との別れを惜しむ。ペリー再来の報を聞く。
1854/02/03	小倉・下関	下関宿	小倉の和蘭宿宮崎善助に「月星石記」を与える。
1854/02/04	下関・吉田	吉田宿薩摩藩旅宿	薩摩藩主に謁見。ロシア事情、蘭館・唐館、ロシア軍艦のことなど談話する。
1854/02/05	吉田・舟木・小郡・宮市	宮市宿	小郡手前で病人を無理やり診察させられる。
1854/02/06	宮市・華岡	華岡宿	田原から鯨肉が届くも腐敗。日記の整理。
1854/02/07	華岡・岩国・関戸	関戸宿	錦川増水により岩国に迂回。
1854/02/08	関戸・玖波・厳島	厳島	厳島神社参詣。
1854/02/09	廿日市・海田市・西条四日市	西条四日市宿庄屋宅	江戸湾のペリー艦隊の動向を井上に聞く。斐三郎を伊予に遣わしたことを後悔する。
1854/02/10	西条四日市・溜り市・奴田本郷	奴田本郷宿	大村斐夫へ津山には寄れないとの書簡を書く。川路配下より、道を急げとの書簡来る。
1854/02/11	奴田本郷・尾道・神辺	神辺宿	菅茶山追慕の詩作。小川文亀、川村、寺地強平など来客。
1854/02/12	神辺・矢懸・板倉	板倉宿	矢懸の本陣石井家で昼食。邸内を見学。宿に親戚万波時太郎、来訪。歓談。
1854/02/13	板倉・万波家・二本松・藤井・三石	三石宿	岡山万波家を訪ねる。朝より酒を酌み交わす。二本松で別れ、藤井本陣で休息。

三. 長崎への往路

酒に関する記述	天候
井上と酒宴を設けるも藩主からの呼び出しあり。宿にて入浴後、鶴の友を飲み、肴を食す。肴、江戸の風味と変わらず美味。ふるさとに帰った気持ちがしたと評価。	晴。朝凍結。午後暖。無風。
乾蔵、江戸で評判の三鱗に一点のみりん一瓶を阮甫妻に贈る。	雨、ときどき晴。晩に快晴。海上に虹。
乾蔵からの銘酒三升を瓶に入れたら余ったので朝から茶の代わりに飲む。西宮で昼飯を食べる気がせず酒を飲む。	晴。
船中にて下男としきりに飲み、酔いに乗じて一睡。宿にて一盃傾け就寝。	晴。曇のち静かな、そぼ降る雨。
このあたりは寒村で美味いものがないので、贈り物の梅酢の膾やそなれみそ、乾蔵の酒を一盃飲む。	終日雨。
船中にて慾斎手持ちの酒肴で寒さしのぎのためしきりに飲む。慾斎の酒は上酒で美味い。	晴。北西の風。寒甚だし。
岡崎で瓶の酒を飲む。宿でも一飲して就寝。	晴。北西の風。
	朝寒。午後暖。
宿の夕食のかつおが江戸の味と同じで、リューマチの痛みも忘れるほどだった。	晴。暖甚だし。
	晴。
大磯で入浴・飲酒。	晴。大磯で少雨。
神奈川の鰻店で宇田川・大槻と一・二酌。藩主夫妻に謁見し酒を賜う。数盃のち退出。自邸にて家内の人々と旅について歓を尽くして語る。	

また、携行させていなかったという(4)。ここから、川路一行は、旗本・勘定奉行として、将軍の「御威光」を意識し(5)、相当緊張した旅であったが、阮甫ら一行は比較的緩やかな旅であったことが思料される。やはりそこは同じ随行でも別仕立てであったのである。

なお、阮甫らは川路と同じ宿場であるが、川路の関札の枠外であったとも考えられる。であるからして、早くも初日の大宮宿から入浴後に晩酌している。

ところで、表から考えると、体調が悪く酒を飲まなかった日

年月日	行　　程	宿泊地	主 な 出 来 事
1854/02/14	三石・正状・姫路・？	？	姫路にて薩摩藩主に謁見。薩南諸島での交易の件。姫路で大村宛書状出す。
1854/02/15	？・大久保・兵庫	兵庫	松尾乾蔵来訪。乾蔵の寡黙に将来を安ず。
1854/02/16	兵庫・西宮・浪速	高麗橋三丁目会所	緒方洪庵に来訪を言うが、留守。テレビン油の瓶の代わりにイネの瓶を返す。
1854/02/17	浪速・船中・大津・草津・石部	石部宿	前夜より官船にて淀川遡上。
1854/02/18	石部・坂ノ下・石薬師	石薬師宿	慾斎に長崎の本草家野田源三郎の言伝をしたためる。
1854/02/19	石薬師・桑名・宮	宮宿	慾斎、子息らと七里の渡しを同船する。
1854/02/20	宮・岡崎・吉田	吉田宿	体調不良。倦怠感。肩・腰の痛み。
1854/02/21	吉田・白須賀・二川・舞阪・袋井	袋井宿	体調不良をリューマチと診断、膏薬を塗る。
1854/02/22	袋井・島田・鞠子・府中	府中宿	秋坪の書、到来。鞠子から安倍川の道中の富士山に感動し、詩作。
1854/02/23	府中・江尻・由比・原・三島	三島	由比・原の桃に感動。由比で詩作。
1854/02/24	三島・箱根・畑・小田原・大磯		関所通過。畑宿で孫へのお土産を買う。大磯で入浴飲酒後出発。保土ヶ谷手前で夜明け。
1854/02/25	保土ヶ谷・神奈川・生麦・品川・小石川・鍛冶橋藩邸	鍛冶橋江戸藩邸	神奈川でペリー艦隊を遠望。宇田川興斎・大槻磐渓らと面会。各藩の固めを見る。川路に報告。藩主夫妻に報告。

（復路、二月八日）を除いて、おそらく習慣として毎晩晩酌していたのではないかと考えられる。

なおまた、天候との関連では、寒冷な日は、やはり飲酒の記事が多い（全二三日）。往路では一一月四日の上州から信州への碓氷峠越え前後、復路では二月一九日の伊勢湾最奥の七里の渡しの船中で、寒さしのぎのためひたすら飲酒している。ここから考えても、今回の全行程は冬季なので、寒い日で酒の記事のない日も、実は飲酒していたようにも思われる。ただし、比較的温暖な日でも飲んでいるので、

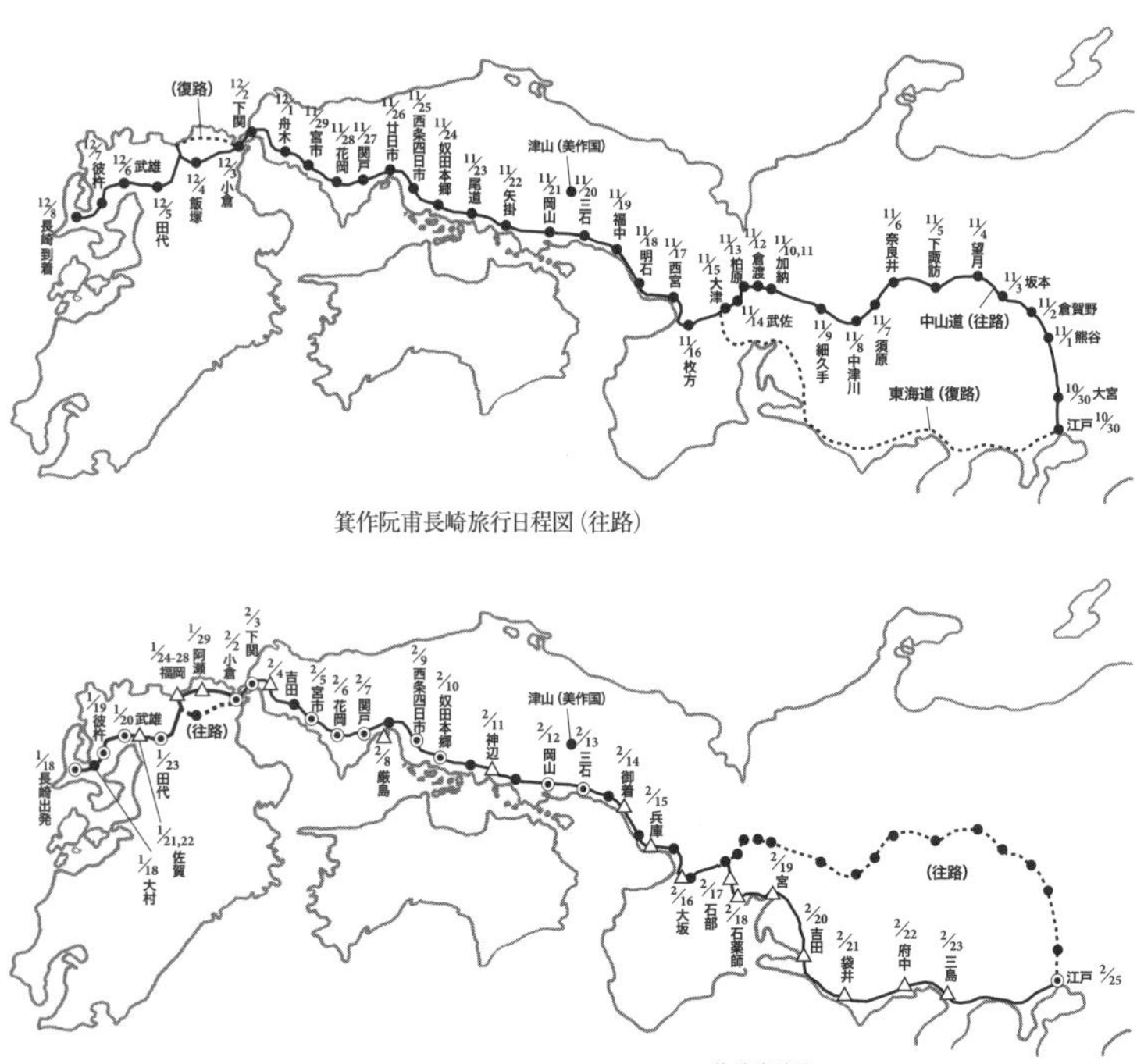

箕作阮甫長崎旅行日程図（往路）

箕作阮甫長崎旅行日程図（復路）

必ずしも天候と相関関係があるとは限らないが、寒い日や冬季には特に酒が体内から暖をとるのに好都合であったのであろう。木造で、隙間風に悩まされる当時の家屋では、暖房といっても囲炉裏や火鉢程度であるから酒が暖をとるに有効だったことは想像に難くない。とすると、川路の一行においては、禁酒なのでさぞかしつらかっただろうと思いやられる。「武士は喰わねど高楊枝」が思い出される。

阮甫一行の旅の緩やかさは、観光名所を訪ねたり、景色を愛でていることからもわかる。表では一一月二日の熊谷寺での拓本採り、六日塩尻峠からの諏訪湖と富士山の眺望などが特筆される。拓本は斐三郎が行ったものであるが、それとともに蓮生法師こと熊谷直実の墓所もしっかり参詣している。一三日には関が原を通過したが、阮甫は駕籠の中で寝てしまい、古戦場を見過ごしたことを後悔している。おそらくアルコールと心地よい揺れが眠気を誘ったのであろう。翌日は箕作氏祖先の城である箕作山遠望、一六日は観光というよりは人間観察であるが、枚方で対岸の人々を遠眼鏡で見ている。また、藩主の参勤交代の随行などで何度も眺めた須磨・舞子浜が今回は違って見えたと感想を漏らしている（一八日）。今回の公務出張の重大性を阮甫自身がどう感じていたかがいささか読み取れる部分である。また、二二日の吉備津神社、二七日の厳島神社は体調不良のために参詣を断念している。ただ、厳島神社は復路できちんと寄って参詣を果たし、一泊もしている（二月八日）。二六日には安芸廿日市までの海岸線が、須磨の舞子浜よりもすばらしいと評価し、二七日には岩国の錦帯橋を見、一二月二日には下関から対岸の九州の山々を望み、はるばる来た感慨を漏らしている。さらに、翌日、対岸の小倉では、宮本武蔵の碑文、武蔵の子孫宮本家の墓などを詣でている。しかし、それ以降、長崎までは、観光記事はまったくない。川路から昼夜兼行で長崎入りせよとの命もあり（六日）、さすがの阮甫も緊張してきたのかもしれない。

そのほか、道中で注目すべきは、各地の蘭学者との交流である。一一月一〇日の美濃加納宿では大垣藩医で蘭学者の飯沼慾斎（6）の来訪があった。なんと慾斎は前日から阮甫を待っていた。当日は弁当や美酒、煎茶・抹茶などを携えてやって来たのである。慾斎の阮甫への思いがうかがえる。慾斎は翌日が大垣藩の公用飛脚の日なので、阮甫に江戸の自宅への手紙を書いたらどうか、便乗してもらってもよいとまでいうのである。慾斎の阮甫への厚遇ぶりがよくわかる。対して阮甫も翌日、加納宿の魚屋の会席料理に慾斎を招待し、応じたのである。六六歳の慾斎と五四歳の阮甫、医学・蘭学において肝胆相照らす仲だった。なお、復路も二月一八、一九日と慾斎と会い、七里の渡しを同じ船に乗り酒を酌み交わしている。

さらに大坂の緒方洪庵には、川路の凍傷治療薬としてテレビン油を依頼し、斐三郎に取りに行かせている（一一月一七日）。ガラスの瓶に入っていたとみえ、復路の二月一六日には、長崎でシーボルト・イネから贈られた西洋小瓶を替わりに洪庵に贈っている。また佐賀で求めたマルボーロ一箱も添えている。やはり、今後お世話になるかもしれないと考慮するならば進物は欠かせないのである。なおイネからは、石井宗謙との離縁の仲介を依頼されているが、この問題に関する阮甫のその後の関与は定かではない。

他に福岡藩主黒田斉溥に謁見したり（一一月四日）、龍野藩主脇坂安宅から食膳が（一一月二〇日）、山口藩主毛利敬親から魚が（一一月二九日）下賜された。脇坂・毛利は沿道の領主による幕府役人一行への挨拶だが、黒田は蘭癖大名で、みずから求めて蘭学者との交流を持ったものである。黒田は復路でも阮甫を呼び寄せ、ロシア情勢などを談論している（一月二八日）。

かくして、江戸を発って長崎までは三七日の旅であった。

四．長崎での公務

長崎滞在は、ちょうど四〇日間に及んだ。長崎についてからの阮甫は、ロシア使節の応接に関する文書の翻訳などの公務にいそしんだ。ただ、毎日公務があるわけではなく、実際日記から読み取れる公務にあてられた日にちは二一日ほどであるから、半分ほどが公務であった。翻訳や会議以外の公務では、一二月一七日にはロシア軍艦パルラダ号の見学、一月一二日、一三日、一四日の川路らの長崎の公的な諸施設の巡検に随行するなどがある。公務以外では一二月一八日には市中の唐物店や骨董店で買い物をしたり、宿所での来客との応対したことなどが日記にみられる。

なお、公務のあった日は、帰宅後に飲酒、公務のない日には昼間でも飲んでいる（後述）。ところで、この時の日露交渉では、プチャーチンの要求する国境画定にいたらなかったが、日露双方の争点が明らかとなり、次の下田での条約交渉の下準備となったことが指摘されている（7）。

五．長崎からの復路

長崎での公務を終え、一月一七日には旅支度を整え、親しくなった長崎の人々と別れを惜しんで、翌日阮甫は江戸に向けて出立した。二〇日の武雄では疲れが出たのか頭痛、微悪寒、腰痛になやまされた。

復路では、一カ月後の二月二〇日、東海道宮宿を出発後、体調不良を訴えている。症状は肩・腰の痛みであったが、この日も飲酒し、翌日、自身でリューマチと診断して、膏薬を塗布し、さらに翌々日には、膏薬を塗ったことによる水疱の破裂で水が背中をつたい「その快よからざる言うべからず」と記している。しかし、その程度の疾患で、往路・長崎・復路とも大きな病気にはかからず、おしなべて健康であった。したがって、阮甫は『西征紀行』の最後の最後に「此の行や、多病の身を以って寒を冒し、岐蘇を歴て四百里外の道を行きしが、無事に家にかえりたる、幸せというべし」と述懐しているが、まさにそうであっただろう。

復路の観光は、一月二一日の雲仙遠望、二二日佐賀藩の反射炉見学（川路に陪行）、二四日太宰府天満宮参詣、二五日崇福寺・箱崎八幡宮参詣、二月八日厳島神社参詣、二二日には鞠子から安倍川を越える道中で見た富士山に感動している。また、二三日は由比や原で桃の花に心動かされ詩を作ったりしている。二四日の箱根山中、畑宿では子どものおもちゃ四、五種を購入している。四人の孫（当時生まれていた、麟祥・奎吾・大麓・佳吉）へのお土産である。

これらの観光で興味深いのは、この頃すでに最先端の科学技術の工場見学を行っていることである。近年、各種工場等の見学を観光ルートに組み込むことが行われているが、江戸時代末には、最先端の西洋技術の導入が叫ばれるようになったために、こうした事例が出てくるようになったのである。

復路では、人とのかかわりが多かった。一月一八日に大村でイネに石井との離縁を依頼されている（前述）。二二日には佐賀藩主鍋島斉直に謁見し、佐賀藩医学館で饗応を受けている。二八日は福岡藩主、二月四日と一四日には参勤途中の薩摩藩主島津斉彬に謁見の栄に浴している。彼らは、海外情報に関心を有する雄藩大名で有能な蘭学者との交流を望んでいたのである。二月三日には小倉の和蘭宿宮崎善助に隕石の由来記を依頼され「月星石記」を認めた。五日には小郡の手前で梅田幽斎に病人の診察を依頼され再三断わるも無理やり診察させられ、さらに二人の医者と病人がやって来た。この病人は阮甫が回り道をしないという情報を知ってわざわざやって来たもので、地元の大庄屋だった。このように土地の有力者はいろいろな伝をたどって名医の診察を受けようと必死に情報を収集していたことがわかる。また、在地の学者（一月二三日、二月一一、一八日）や親戚（二月一二、一三日）、かつての門人との交流（二月一五日）も果たしている。

復路を通して、阮甫が気にかけたことは、ペリーの再来情報であった。最初に聞いたのは二月二日の小倉の和蘭宿で主人宮崎善助からであった。この時は、諸説紛々であったが、より詳細な情報は九日西条四日市の庄屋の家で、庄屋と薩摩藩士井上庄太郎から得て、急ぎ江戸に帰着すべきを認識した。このため、翌日には津山の親戚に対して今回は津山には寄れないとの書簡を認め、一四日姫路からこの書簡をたまたま津山に帰る藩士に託した。結局二四日には三島から大磯まで一気に箱根を越え、大磯で小休止して、夜出発し、二五日朝、保土ヶ谷にて朝飯、ついで神奈川でペリー艦隊を遠眼鏡で観察し、津山藩の宇田川興斎と仙台藩士大槻磐渓と同地で面談した。また、道々各藩の固めを遠くから見分し「策略の拙笑うに堪えたり」と評している。西洋の科学技術の詳細を知る阮甫にとって、各藩の稚拙な防衛能力は笑止千万であったのだろう。

この後、阮甫は川路の江戸屋敷に着到の届けをして、津山藩鍛冶橋邸に入り、藩主と継嗣夫妻に謁見して、報告、酒を賜い、辞去後、自邸に戻って、家人と無事な帰着を喜び合った。

なお、復路も往路とたまたまおなじく三七日であった。

六・道中や長崎での飲酒と肉食

前述のように、阮甫は道中で毎日のように飲んでいた。ここでは、入手の経路と酒の評価に注目して記述していきたい。

まず、道中ではたびたび地元の酒を購入している。それを宿で入浴後に飲んでいるが、駕籠の中に備え、駕籠の中でも飲んでいたようだ。地酒の評価に関しては、木曽路の須原宿で飲んだ酒が甘くてうまいので、飲みすぎたと書いている（一一月七日）。今日でも水のうまい木曽路の酒は定評があるが、江戸時代も評判が高かったようだ。木曽のほかに購入した地酒で評価が高かったのは安芸国花岡の酒（一一月二八日）、備後国尾道で入手した「鶴の友」である（二月一一日）。花岡の酒は、銘はわからないが、途中で眼が覚めて寝られなかったほどだった。「鶴の友」は、「下り酒」つまり上方の酒で、六瓶入手し、福岡藩主から下賜された「白菊」（ともに後述）に匹敵する味であったという。訪ねてきた酒好きの親戚にも分けてやり（二月二二日）、二月一四日にも楽しんでいる。一四日には宿で入浴後、「鶴の友」を飲んで、肴を食べている。江戸の風味と変わらず美味で、ふるさと（江戸）に帰ったようだといっているが、「鶴の友」の影響が大きいのではないだろうか。その前の一〇日には、酒が荒く口にできないこと、それで最近はアラキ酒（和蘭のジンに香気をつけた酒）かみりんを飲んでいるといっているので、久しぶりに飲んだ上方の美酒が、相当うまかったのではないだろうか。それは料理の味さえもおいしく思わせる酒だったのだ。

阮甫は、概して、旅宿で通常提供される酒よりも知人からの贈答品としての酒の方がうまいと書いている。一一月一六日の枚方宿での灘醸造の酒は、宿の主人が出したものである。そして、一八日には明石藩主松平慶憲から樽酒を下賜された。ところが阮甫にとってその樽酒は、灘の酒より数段おとり、灘の方がうまかったとしている。酒の味にうるさい阮甫ならではの話である。明石藩主以外の大名からの酒の下賜は、一一月二四日福山藩主阿部正弘、一二月二日長府藩主毛利元周、往路一二月四日および復路一月二八日福岡藩主黒田斉溥、薩摩藩主島津斉彬があった。特に復路での黒田の酒はすこぶる美味だったので二、三升所望したところ舶来の瓶五本に満たしてくれた。その後、二九日の阿瀬宿、二月一日の小矢の瀬宿、七日の関戸宿で飲んでいることから、少しずつ大事に飲んでいたようだ。阮甫の酒好きは弟子の間でも有名で、二月一五日の兵庫ではかつての弟子松尾乾蔵が銘酒三升を持参して会いに来た。

その酒を手持ちの瓶に入れたら余ってしまったので、朝ではあったが飲んでいる。乾蔵の酒は一八日の石薬師での無聊を慰めてくれるほどいい酒であった。ようするに旅の間中、阮甫はうまい酒が手放せなかった。それで、うまい酒があると、できるだけ入手に努め小分けにして楽しんでいたようである。

阮甫の『西征紀行』では、酒宴の記事もかなり多い。最初の大切なものは、前述したが、往路の飯沼慾斎を会席料理に招いた宴であろう。黒田、島津は謁見して酒を賜っているので、これも酒宴と考えてよいであろう。また、一二月一七日・一月四日には、長崎で軍艦の見学をしている。ここではシャンパンやワイン（マディラ産ワイン）などの酒が出されている。一月一三日の出島巡検ではアニス酒（ウイキョウの実で味付けした酒）や白ワイン、レモン風味の酒（ジン）、香りが強い紅の酒などさまざまな酒を試している。また、長崎では酒楼の宴も何度か記されているが、特に「一力」では三度酒宴をしている。それで一力からは出立前に酒肴の贈品があった（一月一六日）。他に「吉田屋」や有名な「花月」にも訪れている。

長崎の酒宴では、阿玉という芸妓の記事が五件も出てくる。最初は正月元旦で佐賀藩士千住大之助と飲むことを約束して、豚肉を買い、午後、三宝寺の阮甫の住居の軒端で酒を飲み交わし海外事情など談論した。殺生禁断、禁酒の境内で豚肉を食べ、飲酒というのもたいへんなことだが、さらに阿玉という芸妓を呼び出して席に侍らしている。江戸時代の長崎の一寺院の事例ではあるが、実に興味深い。三宝寺は、徳川家と縁浅からぬ浄土宗知恩院末寺で長崎奉行所とも関係が深い（8）。そうしたことが阮甫らの無理というか、通常は考えにくい宴席ができた要因であろう。あるいは、長崎の自由な雰囲気のなせるわざなのか。

さらに一月一〇日、阮甫は、薩摩藩聞役の奥四郎らの接待を受けた。その帰路、阿玉の家に寄って飲んでいる。その後、千住と斐三郎が来て、自分は二人に先立って帰ると記している。おそらく阿玉は千住のなじみだったのだろう。そして翌一一日、斐三郎と飲んでいると阿玉がやって来た。さらには、阮甫によると一二日猪俣伝之助（オランダ通詞か）の家に招かれたところ阿玉がいたという。長崎出立前日の一七日、阿玉姉妹三人が別れを惜しむために阮甫の寓居三宝寺にやって来ている。なお、この日の阮甫の就寝は暁四時で、朝七時には出立している。五つの記事は割合そっけないが、『西征紀行』中に出てくる、数少ない女性の固有名詞であることから、阿玉姉妹と阮甫の間にいささか深いつき合いがあったことがうかがえる。

千住にかかわる酒宴で変わったところでは、佐賀の医学館での接待であろう。医学館は佐賀藩主鍋島斉直の肝いりでつくられた医学校で、医学のみならず蘭学も教授していた藩の施設である。阮甫によれば、医学館は正門があり玄関もすこぶる雄大で、宴席には中国人徐葆光の漢詩が床の間に懸かっていて、すばらしかったと感嘆している。ここでも「頻りに酒酌みかわして、酔いて宿にかえ」るという状態だった。藩の公的施設での接待が許されたのは、千住の力が大きかったものと考えられる。

なおまた、酒の記述との関連で、肉食が結構多く出てくる。最初の肉食は、一二月四日の福岡藩主黒田との謁見で、黒田が鷹狩で捕った鴨の肉である。さらに一月二八日の復路で再び黒田に謁見して、狩猟の鹿・猪の肉を煮たもの、黒田手作りの鶴のみそ汁を食べている。これらは武家のもてなしとしては最高のレヴェルのもので、黒田がいかに阮甫を厚遇したかわかる。なお、津山松平家の継嗣夫人儀姫が黒田家から輿入れした女性であったことも背景にあったのだろう。

一二月一一日には長崎で豚肉一斤（約六〇〇g）を食べ晩酌している。豚肉がやわらかくておいしいことは、江戸の比ではないと述べているので、阮甫は江戸でも豚肉をよく食べていたことがあったとみえる。これは医者として肉食の効能を知っていたのだと思われ、まったく抵抗なく食べている様子がうかがえる。「ももんじや」のようなところで食べたのだろうか。

一二月一三日には屠殺した浦上の豚が届き、三宝寺の小使いがそぼろ煮を作ってくれた。甚だ口にあったと書いている。阮甫はそのレシピを記録しているが、江戸でも作ろうとしたのかもしれない。おもしろいのは、同寺の住職寛誉もやって来て阮甫によれば「善き供養に逢ぬとて、豚肉を食ぬるもおかし」、つまり、いい供養に逢ったといって住職も豚肉をおいしく食べたのである。さらに阮甫の観察するところでは、寛誉は酒も「数十盃のめども余り酔態も見えず」となかなか強かったようだ。こうした自由な雰囲気が長崎の浄土宗寺院にはあったのである。

一二月二〇日には佐賀藩主からの野鴨、長崎商人からの豚を料理して飲んでいる。また、二月六日には薩摩藩主から下賜された塩豚、前日面会した医師からもらった梅漬けの鶴肉を晩酌に食べている。これらは、旅の疲れを癒す効果が十分あったと思われる。
江戸時代も後期になると獣肉への抵抗も少なくなり、特に長崎では寺院の僧侶さえも肉食を「供養」と称して食べていたことがうかがえる。

酒好きで、『西征紀行』では、酒ばかり飲んで、肉食を好んでいる印象の阮甫であるが、長崎以後は後進の教育、特に制度としての教育研究機関の設立に果たした役割は大きかったことは前述の通りである。それは、長崎公務で川路聖謨や古賀謹一郎と関係が緊密になったことが大きかったと思われる。長崎でロシア軍艦を訪問した阮甫を、プチャーチンの秘書官ゴンチャーロフは「いたって活発な男」と評している。蘭学・医学に長じ、こよなく酒と肉食を愛し、接する人に思いやりをもって接し、弟子にも親切で、長崎でも女性との良好な関係をもった阮甫は、いたって活発な男であった。それは、公的な制度としての教育研究機関を設立するにもっともふさわしい人材でもあったというわけだ。もともと、阮甫の写真を見ると謹厳で近寄りがたい印象がある。多くの著作もあることから、すごい先生と思われていただろう。しかし、実際には、酒好き、肉食好き、宴会好きであった。残された写真からはほど遠く、病や外患とむきあう藩医とは違ったイメージである。しかし、そうした面もまた、病や外患にむきあった藩医のプライベートな側面なのである。そうした別の顔があるからこそ、病や外患にむきあうことができたともいえるのではあるまいか。

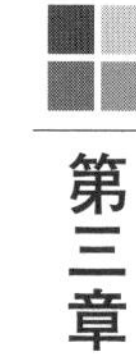

第三章 藩医の好んだ酒と酒を好んだ大名の話

一．阮甫好みの「白菊」と「鶴の友」

前章で、美作国津山藩の御医師（藩医）にして蘭学者箕作阮甫の長崎公務出張旅行と酒と肉食にまつわる話をした。ここでは、その長崎から帰りの旅の中で、阮甫がうまい酒として、みずからの旅日記『西征紀行』に固有名詞を書きとめているただ二つの酒、「白菊」と「鶴の友」に関して、さらに調査をしてみたので、そのことを書いておきたい。いささか堅い話だがおつき合いいただきたい。なお、後半の大名と酒は、かなり柔らかくなるのでご心配なく。

二．黒田斉溥謁見と拝領の「白菊」

長崎での公務も無事果たし、長崎街道を江戸に向かう道すがらの福岡での出来事である。時は、嘉永七年（一八五四）正月二八日のこと。この日、阮甫は福岡城主黒田斉溥に謁見することになっていた。黒田は、西洋事情に明るく、蘭学を好むいわゆる蘭癖大名の一人で、当時著名な蘭学者であった箕作阮甫に面会して西洋事情に関して新知見を得ようとしていたのである。

昼頃、阮甫は、衣服を整え、福岡城に赴いた。福岡藩士で、阮甫の弟子である蘭学者の永井青崖が案内した。この永井が、勝海舟の蘭学の師である。してみると勝は、阮甫の孫弟子でもある。最初、勝は阮甫に入門しようとしたが、阮甫に断られたという。その後、永井に師事した。勝は、阮甫から江戸人は性急で学問には向かないといわれ憤慨しているが、勝を永井に紹介したのは、阮甫ではないかと思われる。勝は、もともと当代一流の阮甫先生につきたかったが、学問への覚悟を糺され、あるいは、はじめから弟子の永井を紹介され憤慨したのかもしれない。その思いだけが残ってしまって、勝はその懐旧談を明治になってから、おもしろく語ってしまい、そのため右のような話が定着してしまったのではないかと思われる。だが、あまり見込みのない人間を自分の弟子に紹介するだろうか。自分が面倒をみることを断わる理由づけとして、江戸人は、と阮甫はいったように思われる。

さて、阮甫は、博多と福岡の間を流れる那珂川を渡り、壮大な城門をくぐって、上士層の武家屋敷を見ながら、広い濠に出て橋を渡り、黒田の三の丸屋形にいたった。ここの一室で一時間ほど待たされた。その間、永井が阮甫の話し相手となった。しばらくして、謁見のため西洋式銃器が並んだ御座の間に入る。入館以来すでに二時間がたっていたので、食事が出された。食後、奥御殿で黒田に謁見し、ロシアの情勢などを論談したという。阮甫の今回の長崎旅行が、ロシア使節プチャーチンの応接での文書翻訳だったので、自然と交渉の行方などに話が及んだものと思われる。黒田は、これ以前のペリー来航に際して、開国意見を述べるなどもっとも開明的な西南雄藩大名として知られ、ペリー来航予告情報に接して、ただ一人対外建白書を提出したほどの、すぐれて政治的な大名であったから、阮甫との面談の機会を逃したくはなかったのだろう。阮甫は、そんな黒田を「雄偉果敢」「深慮」と評している。黒田は、オランダ渡りのあぶり出しのインクを用いて人名を書いたり、望遠鏡などを見せてくれたという。その後、黒田の案内で園内を散策した。阮甫は、大堀（現在の大濠公園）を見て「景勝殊に佳なるのみならず、城の一大要害」だと評している。

そして、日が暮れかかる頃、本殿に帰り、昨日黒田が狩猟した鹿や猪を料理してもらい食した。また、黒田みずからが料理した鶴のみそ汁をも下され、黒田自身から「この鶴は殊に新鮮だ」と聞かされたという。そして、酒に口をつけると、「甚だ芳烈」だったので、その銘柄を尋ねたところ、「大坂にて白菊と呼べる酒」とのこと。阮甫は二、三升いただけないかとお願いした。すると、黒田は喜んで、「船瓶五本」、オランダ渡りの、つまり舶来品のガラス瓶に満たしてくれたという。さらに、博多羽織や野袴の生地や平重盛が宋に建立した石碑の拓本の珍品、また黒田御抱えの絵師が、その場で即興で描いた長崎図などを下賜された。黒田の阮甫に対する厚遇ぶりが手に取るようによくわかる。

さて、翌日、阮甫は、福岡を出発して、箱崎、青柳を経て畦宿にいたり、宿にてこの拝領時の「白菊」を取り出して飲んでいる。飲むほどに興がのったらしく、豊後日田の漢学者広瀬淡窓の「遠思楼集二編」

を開いて読んだが、しばらくして眠くなった。一眠りして0時頃目覚めた。すると今度は、これまでの人生を考え、これからのそれを思って、耐え難くなり、飲み残した酒、つまり「白菊」を飲んで、次のような漢詩を詠んだ。

冬月春朝猶客中（昨年の冬から今春にかけて、なおまだ旅中にある）
梅花落ち尽くす、筑前の東（筑前の東は、梅の花がすでに落ちてしまっている）
一樽携え得たり淵明の酒（酒好きな陶淵明もうなるようないい酒を一樽得ることができた）
帰去来兮東海の東（さあ、まさに帰ろう、東海のさらにその東に）

「白菊」とは、阮甫にこんな漢詩を詠ませるほどにうまい酒だったのである。ちなみに幕末の志士たちに大きな影響を与えた漢詩人頼山陽も「白菊」を飲んだことがあるようである。

さらに翌二月一日。畦宿を出立して、赤間を経て小矢の瀬宿に投宿した。宿の主人の話では、武田斐三郎はこの夜、小矢の瀬に来るはずだがまだ来ていない。しかし今夜来るはずだとのこと。阮甫と斐三郎は、佐賀で別行動をとっていた。阮甫としては、今日はぜひ一緒の宿にしたいと思ったが、斐三郎は別に宿を予約しているらしく、そうなるとその宿に迷惑をかけるので、とても残念に思っていた。しかし、それを察した阮甫の宿の主人が掛け合ってくれたのであろう。斐三郎は、阮甫と相宿してよいことになり、阮甫の喜びようは一方ではなかった。

そして、ようやく、斐三郎がやって来た。阮甫は「白菊」を一瓶取り出し、夜が更けるまで二人で飲み明かした。斐三郎が見分した佐賀藩の大砲・砲台・砲車のことを論談したという。宴たけなわになった時、宿の主人が書を所望したので、数十枚を書いてやったという。まさに銘酒「白菊」で、阮甫と斐三郎は、大いに盛り上がった。

さらに、二月七日のこと。往路にも見た岩国の錦帯橋を見て、関戸に着いた。この日は、雨模様で、景色を見ることもままならず、うつうつとしていたので、宿に着いたとたんに斐三郎とともに「白菊」の一瓶が半分残っていたのを、鶴の肉を煮て食べながら、飲み干した。途中の高森の宿の主人に依頼された書を、興の赴くままに「酔書」したという。

こうしてみると、黒田からもらった「白菊」は、宴で飲んでよし、独りで飲んでよし、気の置けない仲間と飲んでよしの「芳烈」な上方の美酒であったのだ。

三．「白菊」は「小西」の酒

では、この「白菊」は、上方のどこで醸された酒なのか。

天保期の「江戸積名酒番付」の「西の方」に「関脇　西宮　しら菊　小西」とある。

阮甫が黒田から拝領した酒は、西宮の小西家が醸した「白菊」で、西の第二位の美酒だったのである。

ちなみに、「江戸積名酒番付」では、小西は西の前頭一枚目に「白雪」、同五枚目に「水上」、また、三

江戸積名酒番付（天保期頃のもの）

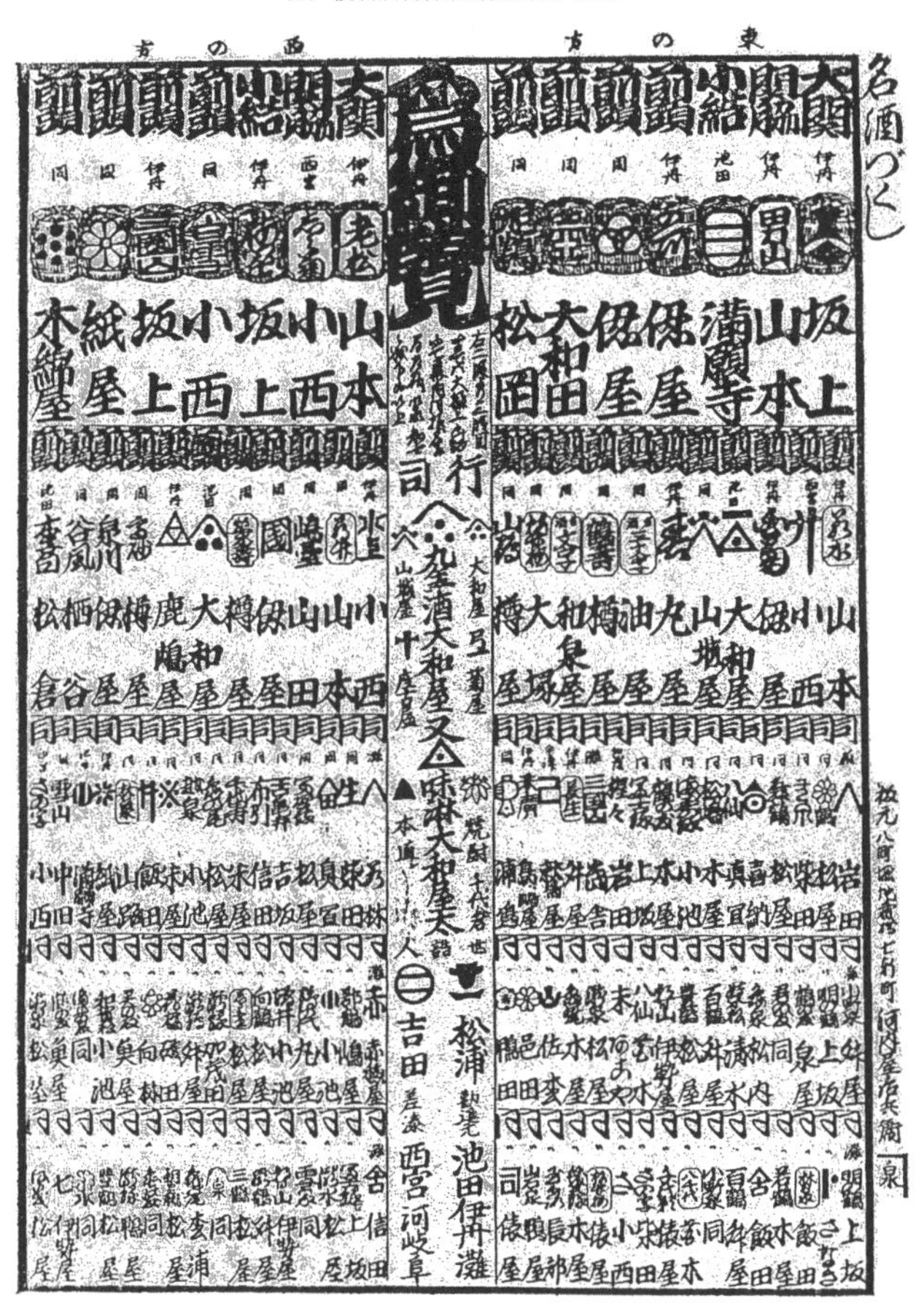
名酒づくし

東の方

西の方

為御覧

大関 伊丹 坂上

関脇 池田 山本

小結 伊丹 満願寺

大関 伊丹 山本

関脇 西宮 小西

小結 伊丹 坂上

行司

勧進元 松浦 池田伊丹灘

差添 吉田 西宮 河岸

柚木　学『酒造経済史の研究』㈱有斐閣）より

段目、西の方の前頭三一枚目に「さの字」。さらに東前頭六枚目に「升」、東序の口一一枚目、前頭としては五七枚目に「さ」が掲載されている。つまり、小西家は、「江戸積名酒番付」に六銘柄が入るほどの美酒を醸造していた上方でも有力な醸造業者であった。特に今日では「山は富士、酒は白雪」として、著名な小西酒造株式会社になっている。

さて、柚木学『酒造経済史の研究』によれば、小西家は、近世前期にはすでに千石造りの規模を持ち、一八世紀後半には江戸積酒造家および樽廻船問屋さらに江戸に二店舗の酒問屋を出店して、相当に発展していたという。また、他の醸造元が没落する中で、小西家は領主近衛家との関係や大名貸しなどでよく耐え、幾多の危機を切り抜けた。なお、文化四年(一八〇七)および同一三年の酒の販売先は八八パーセントが江戸であったという。銘柄は「白雪」と「若松」であった。

こうしてみると、江戸に住んでいた阮甫の口に、小西家の酒が入らないわけではなさそうであるが、『西征紀行』に「小西」の名前が出てこないことから、阮甫は、「白菊」が「白雪」や「若松」と同じ蔵元で醸造された酒とは結びつかなかったと考えられる。あるいは、酒好きでも蔵元まで気にしていなかったのかもしれない。

ところで、「白菊」は、明和二年(一七六五)、名目上は江戸店からとして、西宮郷の酒造家に資本を投下して、安永八年(一七七九)までの間に四つの蔵を支配した。その際、銘柄としては「白雪」とは別に「白菊」としたもののようである。さらに弘化年間(一八四四―四八)にはさらに他の酒蔵を買い取り、嘉永二年（一八四九）には灘に対抗するために寒造りに重点をおき、江戸店の販売力も強化したという。さすれば、ますます、阮甫の眼、いや舌にとまりそうなものだが、実際はそうではなかったようだ。しかし、福岡城主黒田氏が、大切な賓客（阮甫）のもてなしに使う酒であったことから、味や品質は確かなものだったといえよう。また、小西家は姫路、肥後、尼崎、宇和島、明石、高松、佐用、平戸、津軽などの各藩に金子を用立てていたので、ひょっとすると福岡藩も小西家による大名貸しの対象であったかもしれない。これらの藩は、借金の返済とともに小西家の酒を購入して、広告塔になっていたのかもしれない。後考にまちたい。

四．「白菊」に匹敵する「鶴の友」

その後、阮甫は、二月一一日、尾道での昼飯で「鶴の友」に出会う。

尾道で午飯せり。鶴の友といえる下り酒、瓶六本に貯う。其の味筑前にて賜りしものに減ずとも覚えず。

「鶴の友」は下り酒、つまり阮甫にとっては大坂から江戸に下ってくる酒で、それがやはり、うまかったので、六本の瓶に貯えた。なおかつ、筑前の黒田公から下賜された「白菊」に勝るとも劣らないものだったと書かれている。

そして、神辺にいたり、小早川文吾の子文亀の家に投宿した。そこに蘭学者の河邨幹事と寺地強平らがやってきた。彼らは、往路の神辺にても阮甫に面会を求めてやってきていた者たちであった。阮甫は、寺地が携えてきた酒肴のうち、肴は少し食べたが、酒は、「鶴の友」をすでに買っていたので飲まなかったと書いている。うまい酒を好む阮甫は、あくまでも「鶴の友」を飲んで楽しむために、せっかく知人が持参した酒には手をつけなかったという次第である。それほど、「鶴の友」はうまかったのである。ただし、知人の酒は携行用としたのかもしれない。

さらに翌日一二日、板倉の宿に阮甫の親戚万波時太郎がやってきた。阮甫は、時太郎が儒学者であることから、「むつかしき男」と思ったが、急ぎ面会した。しかし、時太郎は、思いのほか海外事情に詳しく、阮甫との議論もかみ合った。現今の事情を話すと、しきりと感心したので、少しの酒肴を出した。すると、「私が祖父に勝てるのは酒だけです」といってしきりに飲んだので、阮甫は「鶴の友」を持たせてやったという。ちなみに、阮甫の祖父が万波家から箕作家に養子に入り、また阮甫の母も万波家出身であった。そして、時太郎の祖父と阮甫の祖父は兄弟であったことから、祖父同士の酒の競い合いの話でも出たのであろう。それにしても、知人の持ってきた酒を飲まずに楽しみにしていた「鶴の友」を、意気投合した親戚に持たせてやるなど、阮甫の人間味あふれる対応が、なんともほほえましいではないか。

そしてそれから翌々日の一四日、御着に投宿。入浴後、「鶴の友」を飲む。宿の主人が出す肴の風味が江戸で食べたもののようにうまかったと阮甫は『西征紀行』に書いている。九州から中国地方まで、ある程度のご馳走はあったが、江戸のものとは違うと思っていた。しかし、今日は江戸に戻ったように感じたという。思うに、そう感じたのは、阮甫は、江戸でもよく上方の下り酒を飲んでおり、それに慣れていた。たまたま上方の下り酒「鶴の友」を飲んだことで、酒の肴も江戸のもののように感じたのではないだろうか。つまり「鶴の友」のなせる「わざ」ではないだろうか。

それでは、阮甫好みの「鶴の友」は、先ほどの天保期「江戸積名酒番付」ではどうなっているだろうか。東の三段目、前頭でいえば二四枚目に「灘　鶴の友　木屋」とある。また、同じく前頭三四枚目にも「灘　鶴の友　泉屋」ともある。木屋は、「鶴の友」のほかに「松島」「亀の尾」「若鶴」などが挙がっている。泉屋は「鶴の友」だけである。管見では、木屋も泉屋もこれ以上はわからなかったので、読者諸賢におかれては、ぜひ「鶴の友」、木屋、泉屋に関して、ご教示いただけたら幸いである。

五．やはり上方の酒はうまい？

酒好きの箕作阮甫が、『西征紀行』の中で、銘柄を書きとめている酒は、福岡で藩主から拝領した「白菊」と尾道で入手した「鶴の友」だけである。それほどうまかった酒であるが、残念ながら、その地の地酒ではなく、上方の西宮（「白菊」）と灘（「鶴の友」）の酒であった。それほど、上方の酒が、江戸のみならず西日本にも流通していたことになる。阮甫は江戸で上方の下り酒を飲んでいたと思われるので、口が慣れていたこともあろう。

江戸後期、関東では地回りの醸造が幕府によって育成されたが、上方の下り酒には遠く及ばなかった。幕末の酒は、やはり歴史と伝統と技術（わざ）と流通と顧客満足度（味や品揃え、供給など）が高い、上方の下り酒が、地酒を凌駕していたことが、箕作阮甫の『西征紀行』からもうかがうことができる。

六・大名の通信簿

少し前の話になるが、磯田道史氏の『殿様の通信簿』（朝日新聞社、二〇〇六）という本が、たいへん話題となった。江戸中期の大名の生活実態を描いた興味深い本である。読むほどに磯田氏の語り口の妙に吸い込まれるが、使っている史料もおもしろい。名づけて『土芥寇讐記』。誰が書いたか知らないが、幕府隠密が探索したといわれる、大名の評判記である。その意味するところは、磯田氏によれば「殿様が家来をゴミのように扱えば、家来は殿様を親の仇のようにみる」というのだそうだ。つまり、「殿様たちよ、私たち下々の者はしっかと見ておりますよ。これを読んで、どうぞお気をつけなさいまし」ということだろう。

この『土芥寇讐記』によれば、「天下の副将軍」と評される水戸光圀も「文武両道」「才知発明」と最初はなかなか評判もいいが、「女色に耽りたまい、ひそかに悪所へ通い、かつ、また、常に酒宴遊興甚だし」（原文を読みやすいように一部変えている）と、謹厳実直、悪代官を懲らしめるあの、神々しいＴＶのお姿とはほど遠く、どちらかというと、悪徳商人から差し出された女人の帯をこまを廻す紐のごとく引っ張る、時代劇の悪代官の方が、この文章の語る光圀の姿に近い。実際、どうだったのだろうか。『土芥寇讎記』の作者も「そうは言っても、世間の口さがない連中の言うことだから、その真偽のほどはわかりませんな」といささか無責任に結んでいる。

当時は、女色に耽っても、悪所に通っても、常に酒宴しても、遊興しても、今ほど批判されることはなかったと思われがちだが、こと殿様に関していえば、それが、度を越して、国を傾けるとなると、そうもいってはおられなかったと思われる。あれもだめ、これもだめの、きつい、厳しい今の世の中だが、江戸時代も中後期になると今のような批判的な社会になっていたのではないかと思う。だからこそ、身分制度にがんじがらめの江戸の世で、実は結構、ちゃっかり生きていた殿様たちの、酒とのかかわりを綴ってみようというのが、ここでの趣向である。

七．『土芥寇讎記』に登場する酒好き大名

『土芥寇讎記』には二四三人の殿様が取り上げられている。その中で、酒好きと記述されているのは、以下の人々である。

まずは、三一万五千石岡山城主池田綱政。昼夜をわかたず酒宴・遊覧するを専らにして、政治を行わない。はで好みの道楽旗本として悪名高い坂部三十郎と無二の親友で、昼は蹴鞠、夜は芸能人を集めての酒宴・舞曲ばかりしているという。坂部三十郎広利は、五千石の大身で御先鉄砲頭や御鉄砲百人組之頭を勤めながら、「世ふけて通るは何者ぞ、加々爪甲斐か泥棒か、さては坂部の三十か」と世にうたわれた、江戸で屈指のかぶき者。さらに坂部の無二の親友に宇都宮城九万石の城主奥平昌章がいる。奥平も、行跡悪く、男色も女色も好み、かわら者や少年を招き集めての酒宴遊興を日夜行って、不埒を尽くしたという。『土芥寇讎記』はいう。「殿様の善悪を見極めようと思えば、まずその親友を見たらよい。悪人と評判の高い坂部と無二の親友ということから推して知るべしであらう」と。似たもの同士が友達となるのは明らかだ……。

さすれば池田侯、おつき合いした友達が実に悪かったというべきだろう。綱政の遊興は女性関係にも及び、生ませた子供は七〇人を数えるという。磯田氏によれば綱政の遺言の眼目は「仁愛慈悲第一の事」であったという。酒と女性に仁愛と慈悲を第一にかけた殿様だったのである。

実は、岡山池田家と親戚の鳥取池田家三二万石の当主綱清もなかなか負けてはいない。『土芥寇讎記』によれば、綱清も昼夜をわかたず美女・美童を愛してやまない殿様だった。政治は家老にまかせっぱなしで、家老の権勢が強くなり、主君はいれども、いないような状況。家臣の善悪、忠・不忠もわからず、酔っている様だと、かなり手厳しい。

『土芥寇讐記』では「心が邪で、欲深く、利得ばかりを求め、男色に溺れ、女色に耽り、夜昼逆転した生活をおくり、酒宴乱舞に費やし、政治を忘れ、武道を怠る類のやからは枚挙にいとまがない」といっている。かくの如く、色好みにして酒好きな大名が多かったようだ。もちろん、そうした者が多い中で、この人は違うとされた大名もいることはいた。その中の一人に奥州仙台城六二万石の城主伊達綱村がいる。綱村は若い時には少々の過失もあったが、今は改まって、その善政に「万民喜悦」し「世人称美」はなはだしいと『土芥寇讐記』はいう。ところが綱村の父綱宗は反対に「不行跡」で叔父の伊達兵部宗勝によって幕府に訴えられ隠居させられた。いわゆる伊達騒動の発端である。『土芥寇讐記』では、綱宗が悪名高かったのは、隠居させられても、側近がみな邪者なため、色欲を勧めて、不行跡が改まらなかったためだとして、側近のせいにしている。これでは、東北の雄、伊達政宗の孫も形無しである。

しかしながら、その政宗も、色は知らないが、酒好きなのは夙に有名である。次に詳しくみていこう。

八．伊達政宗と酒

政宗は無類の酒好きだった。たとえば、元和二年（一六一六）、五〇歳の時に自分で定めた鷹狩の掟では、「供の者たちが百姓に無理難題をしてはならない」としたあとに、「朝食を食べた上で、酒は小杯に三杯、ただし時によっては五杯」としている。つまり、普段は朝から食事もせずに酒をかなり飲んでいたことがうかがえる。「鷹狩の時はちゃんと朝飯を食べて、酒は三杯までにしておこう、いやまてよ、時によっては五杯でもいいかな」などと自問自答が聞こえてきそうな掟である。鷹狩が終わったら晩酌はどうなのか。「晩には心のままに（飲んでよし）、ただし大酒は禁止、禁止」と戒めてはいる。

なにかにつけて酒を飲むのが政宗流である。正室田村氏の侍女に宛てた手紙では、次のように述べる（わかりやすく現代語訳した）。

今日の初雪は、もともと珍しいもので、ことに嫡子忠宗の祝言も近いゆえ、雪は豊年の予兆でもあり、めでたいことは何年も続いてもらいたいもの、心の中にいろいろな祝い事が浮かぶので、筆にするのが難しい。そんなわけで杯の数が重なり、私も側近たちも酔いがまわって、だんだん勇み立ってきて、さらさらとこんな歌を詠んで書くのである。

初雪の降るにつけつつ思うかな、心のままに年や積もらん。

とにかく、初雪が降ったといっては酒を飲み、初雪は息子の祝言にはとてもふさわしいといっては杯を重ね、あげく酔いにまかせて、あまり上手でもない和歌を自慢げに披露しているのである。手紙を見た正室と侍女は、「殿様、ご酔狂が過ぎなければよいが」と思ったのではあるまいか。

酔狂が過ぎて、いよいよ飲みすぎると次の日は二日酔いである。次の手紙は、二日酔いで起き上がれずに、訪ねてきた客人、なんとあの有名な茶人小堀遠州に対して、家臣が居留守を使った失礼をわびたもの。

先刻はいらっしゃっていただきましたのにお眼にかかれず残念です。実は昨日、北野天満宮神官宅へ行き、終日ご馳走にあずかり、酔っ払ってしまいました。今日は起き上がれずに寝ていましたので、当番のものが留守と申し上げてしまいました。

他所でもよく飲んだことがよくわかる。次の手紙も二日酔いの時のもの。

今日は大変酔いがまわって、今も頭が上がらない状態です。しかしながら明日は必ず必ず鷹狩に出かけたいと思うので、早くから用意して一緒に鷹狩に出られるように待ってますよ。

これは、近習の只野作十郎に宛てたもので、作十郎とはよほど近しい関係とみえる。なお作十郎の姉妹の一人が政宗の側室で、伊達騒動の一方の当事者伊達兵部宗勝の母である。宗勝は作十郎にとっては甥にあたる。明日は絶対に行くから……となんだか切ないような文面である。

また、政宗は酔っていいかげんな手紙を書くこともあったらしい。そのため、自分の手紙が信用されないかもしれないと思い、「酒に酔ったうえでの座興と疑われるかもしれないのでこの印鑑をついておく」などといった文言を添えて、印鑑を押すこともあった。なかなか愉快な殿様である。

なお、政宗が飲んだ酒は、おそらく江戸では上方の酒であったと考えられるが、仙台では大和国カヤの森から招いた雲野又五郎の醸造した酒を飲んでいたらしい。又五郎は、カヤの森と称し、その酒蔵は仙台城巽門の南側の敷地にあったという。

九．打ちひしがれる政宗

政宗の手紙にこんなものがある。前述の近習只野作十郎に宛てたもの。

かえすがえすも私の心中をわかってもらいたい。

この時代の手紙は後で書く追伸を、本文より最初に書く。なにやらただならぬ内容が本文に書かれていそうな気配。長い手紙になりそうだ。

思わぬ細やかなお手紙の誓いの言葉、実にかたじけなく思います。口に出すとかえって愚かのようにも思うのだが、さてさて先夜、酒を過ごし、またまた、何を言ったものか、自分でも覚えておらず当惑している。その時、貴殿を疑うようなことを言ったものか、書いたものでもあれば、また、証人でもいれば、あきらめもつくが、そうでもないので困ったものだ。ともかくも酒の上でなんと言ったものか、夢にも覚えていないのだ。（中略）

もともと堅いあなたの心をさらに堅くしてしまったのは酒の上で言ってしまったもので、酒の上で私が言ったことを聞いて恨みに思われて、そのように言われるのは大変申し訳もなく思う。腕を突いて謝って、血判を押してもよいのだが、それも苦しく思う。私としては、脇差にすがるのもどうこうない。せめて指を切るか、そうでなければ、股か腕を突いて謝るようなことも、孫を持つ年になれば、人の口にも上り残念である。まして行水などする折に、小姓などに見られたら、「年に似合わないことをするものだ」などといわれれば末代までの恥となろう。こんなことばかり考えて暮らしている。ご存知のように若いころの自分は、酒の肴に腕の一本や股のひとつも傷つけたとて、どうということはないが、今は世の笑いとなるので控えているのだ。また、日本の神々に対してやましいと思い控えているのでもない。私の腕も股も見てもらえばわかるように隙間もないくらいに、昔はそういうことをしておったのでどうにもならぬ。それにしてもあまりにも心もとないので、起請文を書き血判を押して進呈したい。これでご理解いただき、今日から心置きなくお情けに預かれれば、たいへんありがたい。（後略）

ここには、猛々しい戦国武将の面影はもはやなく、酒のうえでの失言によって、友人（恋人?）を傷つけたことを切なく思って、打ちひしがれる初老の男の悲哀が伝わってくる。若い頃思う存分領地を切り取って版図を拡大したものの、秀吉・家康と権力者の軍門に下り、体制の中で格闘せざるをえなかった大名が、行き着く先は、ごく親しい間柄の、気の置けない仲間との酒だったのである。

酒とむきあうというよりは、酒にむきあわされている、否、酒とむきあうしかない戦国大名の老いというものを感じざるをえないのは私だけではないだろうと思う。

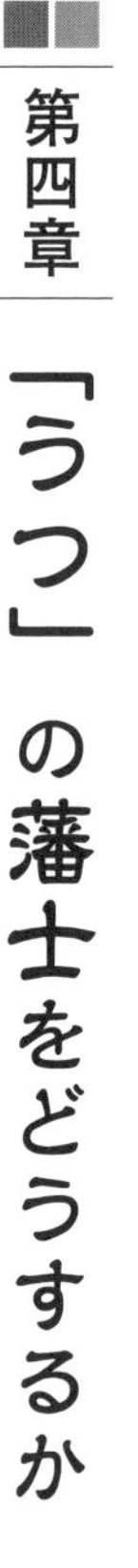

第四章　「うつ」の藩士をどうするか

一.「うつ」の尾張藩士小山田勝右衛門

筆者（岩下）は、これまで、主に尾張藩の医師制度の研究の必要から、藩主側近である御小納戸の職務記録である「御小納戸日記」（1）を利用してきた（2）。もちろん「御小納戸日記」の記述の豊富さは、ひとり藩医の動向のみならず、藩主やその側近の動向、時には名古屋の町中で生じた事件までも記録しているほどだ（第五章参照）。ところが、そうした「御小納戸日記」の記事を利用した研究は多くはない（「御小納戸日記」に関しては第五章参照）。

ましてや、今回取り上げる、尾張在勤の御小納戸小山田勝右衛門（3）が転役した経緯に関しては、まったく研究がない。それは、そうだろう。なにしろこの小山田勝右衛門、特に藩政に大きな足跡を残したとか、大きな事件にかかわったとか、そういう人物ではまったくない。病気がちではあったが、ひたすら与えられた仕事を黙々とこなしていた、ひとりのごく平凡な藩士にすぎない。しかし平凡でいて平凡でないのが小山田という人物の経歴であった。

というのも小山田は、もともと精神的に病気がちだったので、江戸への転地療養が検討されていた。そんなところに、他家に養子に行った弟の死が重なった。それで江戸の下屋敷戸山邸に足軽頭として転役することになったのである。その顛末を主として「御小納戸日記」の記事を利用して叙述したい。つまり、小山田の同役は、小山田の一件をどうみていたのかを記述してみたいと思う。そして、小山田の一件が、どのような意味があるのかを論じてみたい。後述の通り、小山田は「うつ」状態だったようなのだが、これは「うつ」にむきあった、小山田の職場仲間、同僚の物語でもある。

　そこで、まずは小山田家そのものに関して述べておく。

　小山田家の出自は、もとは尾張藩御医師（4）であった。初期には山田姓を名乗り、意斎道啓は、典医今大路道三に医学を学び、道三によって松平忠吉（家康四男、清洲城主）の家老平岩親吉に推挙され、清洲に移住した。忠吉没後、尾張に入部した徳川義直に請われたが、固辞して禄を受けなかった。ところが長男の玄祐法橋山田潮庵の時代になると、尾張家

小山田家家系図

二代光友に二〇〇石で召し抱えられた(5)。これを小山田家の初代とする。二代目は玄哲法橋、やはり山田潮庵を名乗る。三代玄廣は、一五〇石を拝領し御医師を勤めたが、断絶した。玄哲の次男高匡から代々勝右衛門を名乗るが、高匡の次男高明が、本稿で取り上げる勝右衛門である(6)。さらに高匡三男高房が浅井万右衛門の養子となる。本稿にも登場する弟の方である。先の高匡の時、享保四年(一七一九)、尾張藩に召し出され、高匡は御右筆を勤めた。家禄としては一五〇石である。おそらく、山田玄廣の遺跡一五〇石を相続し、山田ではなく別の山田、あるいは新しい山田という意味で「小山田」を姓としたのであろう。

二、病気がちな小山田勝右衛門の勤務

天明八年(一七八八)正月から、尾張在勤の御小納戸小山田勝右衛門高明(以下、単に小山田と記述した場合は、高明を指す)は病気がちであった。それも「気分不快引籠」というから、いわゆる「気鬱」、つまり塞ぎ込んで引きこもり、家の外に出たくない、人と会うことができない、といった「うつ病」的症状であったと考えられる。

「御小納戸日記」(7)正月二日の該当部分を引用しよう。

小山田勝右衛門儀、気分不快引籠候旨、申来御用番頭佐赤林孫七郎江申遣、承知之旨、返報有之候付、其

趣両御用人方へ申達候（小山田勝右衛門は、気分が不快で、引きこもっているということで、その旨言ってきました。御用番頭佐赤林孫七郎へ報告しましたところ、承知との旨、返報がありましたので、その趣を両御用人方へ報告しました）

中奥（藩主の日常生活の場）の役人御小納戸の病気休暇は、同僚の当日当番の御小納戸を介して届けを御用番頭（御小納戸頭取）に提出し、御用番頭が承認したら、御用人方へ伝達することになっていたことがわかる。御用人は藩主側近、つまり中奥の最高位の役職である。

さて、三日の休暇ののち小山田は職場復帰をした。正月四日の「御小納戸日記」に、

小山田勝右衛門儀気分快、明日より出勤之旨申来、御番割わり替一統へ相廻候（小山田勝右衛門は気分は快くなったようです。そこで明日より出勤する旨言ってきました。勤務表の変更を全員に廻達しました）

とあって、五日から小山田が出勤することが記され、同僚たち全員に改定された勤務表の回覧がなされたことが理解できる。同役たちにとって小山田が職場復帰した後、自分の勤務がどのように変わるのかもとても重要なのである。

さて、小山田は、この月、五日に当番として勤務し、さらに一三日、一四日、一五日、一六日、一七日、一八日、一九日、二〇日と八日間連続で御用番として勤務している。正月早々から病気休暇を取ったために余計に働かなくてはならなくなったものと思われる。病気がちな小山田にとっては、なかなか厳しい勤務であっただろう。

そして翌月の二月は、三日に当番勤務の後、五日には、京都に出張した。京都出張については後述する。ところで、二月一一日に京都出張から帰るとまたまた「不快引籠」となる。「御小納戸日記」二月一六日条には以下のように記されている。

小山田勝右衛門方、京都より帰着ニ付、明日より御番居之筈之処、不快引籠之旨申来候、仍而御番割改メニ不及其侭也（小山田勝右衛門が京都より帰着したので、明日から勤務するはずでしたが、不快引籠になったとの旨言ってきました。しかしながら勤務表改正には至らなかったので、そのままということになりました）

一七日からの勤務を「うつ病」的症状により欠勤となることが記されている。この時は勤務表を改定せず、そのままにしたとのことである。あまり小山田のために勤務表を改定するのもよろしくないと判断されたのか、改定しなくても運用できると考えて改定する必要がないと考えられたのかわからないが、いずれにしても改定されなかった。その両方か、あるいはもともと小山田は入っていなかったのかもしれない。

ところで、小山田が次に出勤したのは、実際には三月三日で、なんと半月も欠勤したのである。そして、三月は、一一日、一二日、一三日、一四日、一五日、一六日と御用番として六日連続で勤務したが、一六日には「うつ病」的症状が出て、中途で退出（早退）せざるをえなくなってしまうのである。これは、前日の一五日に参勤交代で名古屋に着城した藩主宗睦の耳にも届き、御用番の跡役は神谷八郎右衛門が勤め、御国御用人と御用人の双方にこのことを伝達したという。さらに御小納戸では、勤務表を改定し、全員に廻達したとしている。そのうえ、翌一七日にはさらに勤務表に不都合が出て一部変更を廻している。この時点で小山田は、通常勤務を外された。

そして、小山田は一六日の早退が宗睦の耳に入ったことを理由にして、宗睦に差し控えを願い出た。宗睦（あるいは中奥役人のトップ）としては自分で判断するのは難しかったのであろう。江戸に問い合わせるように御小納戸に命じたものと考えられる。御小納戸は、江戸の御小納戸にこの件を問い合わせた。すると、二六日に江戸から差し控えには及ばずという便りが来たことが書きとめられている。

なお、三月二三日には、小山田は、痛み所があるのでとして夏期の足袋着用願いを許されている。これは、足そのものが悪いというよりも足を冷やすと体全体に悪いということから、足袋着用を願い出たものであろう。小山田は、神谷八郎右衛門とともに連名で願書を提出している。また、この時許可されたものは、御小納戸は五人、二の丸の御小納戸は、六人が許されている。彼らは、持病があるか、高齢であったと思われる。

四月の小山田の勤務は、当番としてで、七、一七、二四日のみであった。二三日には母親の年回りにより、桜町の浄教寺に参詣願いを出している。母の年回りにかこつけた気分転換だったのかもしれない。

五月は、当番勤務が、七日、八日、一三日、二一日の四日、御用番勤務が、一日、二日、三日、四日、五日、六日、九日、一〇日、二七日の九日で都合一三日勤務だった。この時の勤務は、四谷家（尾張藩支藩高須松平家）の当主勝長（宗睦の弟）の子息悦之助の病気伺いや御深井御庭の弁財天への代参などであった。これらに関しては次節で述べたいと思う。

三．京都出張と病気伺い・弁天代参という仕事

前述したように、小山田は、二月五日に京都に出張している。この出張は、一月晦日に京都建仁寺門前町から出火した大火の火事見舞の使者の仕事にともなうものである。この時の京都大火は、「洛中大方類焼」と京都買物奉行の岡本惣兵衛が二の丸の御小納戸に伝えたもので、二の丸役所より通知されたものである。そこで、小山田が、光相院はじめ九条家、近衛家など尾張家親戚の公家衆への火事見舞とご機嫌伺いの使者として派遣されることになったというわけである。

小山田へは四日の夜に年寄の生駒因幡守から任命の伝達があり、五日に当人が竹長御茶屋（藩主不在時の御小納戸の詰所）に出頭してこれから出発すると届け出たものである。尾張藩の飛脚を勤める井野口屋の記録（8）によると小山田は、二月八日朝一〇時頃に京都に到着、三条大橋東詰町の柊屋万太郎の旅宿に滞在したという。上京の理由として「今度御続柄之御方江為類失御見舞御差登被遊候」ということで、「御小納戸日記」の記述と合致している。

なお、井野口屋の記録によれば、ほかにも野呂源六郎が作事奉行として上京、また、買物奉行岡本六郎左衛門（前述の岡本惣兵衛と同一人物か）が同役磯谷源右衛門の助役として、さらに御国御用人上田頼母

も上京している。上田は、小山田と同じ柊屋に投宿しているので、柊屋は尾張藩御用だったと思われる。

小山田は、無事に仕事を済ませ、二月一一日夜に名古屋に帰着している。いつ京都を出発したのかはわからないが、往路を正味三日とすると、復路では九日には京都を出ていることになる。一日か二日でご機嫌伺いをしたことになろう。火事場の後ゆえに、関係の公家本人に直接会う必要もなく、お見舞の金品を置いてくるだけでよかったであろうからいたって気楽な仕事であったと考えられる。特に「気鬱」な小山田は、傍から見れば、お見舞としてはうってつけな役柄だったのかもしれない。

さて、「御小納戸日記」二月一一日条には次のように記されている。

小山田勝右衛門京都江之御使無故障相勤、夜ニ入只今帰着之旨為知申来候
右達之義、年寄衆御用人衆江当人相越、生駒因幡守殿並馬場三右衛門方へ申来候由、仍而御目付方へ帰着の趣相届候
勝右衛門方江戸之手当も申談有之候処、其儀ニ不及段解有之候由

（小山田勝右衛門が京都への御使を故障なく勤めたこと、夜になってただ今帰着した旨、知らせてきました。このことを年寄衆・御用人衆へ当人が実際に行きまして、生駒因幡守殿並馬場三右衛門方へ届け出たとのことです。従いまして御目付方へも帰着の趣を届けました。勝右衛門の件で江戸の手当も申談しましたところ、そのようにはしなくてよいとのことでした）

これによれば、小山田が夜に帰着したこと、年寄衆と御用人には本人が届け出たこと、生駒と馬場が

御小納戸に小山田の件を伝達してきたこと、御小納戸から御目付にも届け出たこと、などが記されている。さらに注目すべき記事として、「勝右衛門方江戸之手当も申談有之候処、其儀ニ不及段解有之候由」と記されている。この頃からすでに、あるいは、もっと早くから、小山田の江戸行きが考慮されていたとも考えられる。やはり、小山田の「うつ病」的症状は御小納戸内部で問題とされていたのであろう。

五月に入ってからの勤務として、尾張藩の支藩高須松平家当主勝長の子息悦之助の病気伺いがある。

五月一日の「御小納戸日記」の条に以下のようにある。


今日、勝右衛門、東御殿江罷出候処、御付居合有之御用達服部治兵衛迄、悦之助様御容体奉伺候処、彌以御順快ニ被成御座候、御膳ハ分量等日々御まし成候旨御申聞候、御容体者無御座候よし申聞候、江戸おもて申上候御容体之儀右之通御順快被成御座候付、去月廿八日切りニ而其後申上間敷旨申上候よし、是又申聞候、仍而今便ニ是等之趣、相認定申上給り候様申遣候（今日、勝右衛門は、東御殿へ行きましたところ、そこでおつき合いのある御用達の服部治兵衛まで、悦之助様のご容体を伺いましたところ、いよいよ御順快でございますし、御膳の分量等も日々御増しになっていらっしゃるとのことでございました。御容体は特に問題ないとのことでございました。江戸表から申し上げている御容体のことは右の通り、御順快でいらっしゃるとのことでございますので、去月廿八日限りにて、その後は申し上げませんでしたとのこと、これまた、申し聞かせたとのことです。よって今便にこれらの趣を書きまして送るように申し遣わしました）

すなわち、小山田は、この日東御殿に出向き、おつき合いのある御用達の服部に悦之助の病気伺いをした。それによると次第に快方に向かっており、食事も進んでいるとのこと、また重篤ではないことを江戸から聞いている、四月二八日以降には、特に申し上げることはないということであった。それらのことを書面で報告するようにとのことであった。要するに悦之助は、江戸の高須藩邸に療養しているのだが、その情報をわざわざ名古屋の東御殿で収集しているのである。この仕事もやはり、重要度からいけば、低位なものといわざるをえないだろう。小山田は、五月四日も東御殿へ行き、悦之助の病気伺いをしている。対応したのは谷田善左衛門で、悦之助は上々快方にむかい最近では起き上がれるほどになり、食事も定められた分量を摂取していることを申し聞かせたとのことであった。

つぎに御深井御庭の弁財天への代参がある。これは、五月九日と同月一一日に記事がある。それによると九日に弁財天の神事があり、小山田が藩主の名代として参詣した。一一日には、これまで通り御札を藩主とその家族に進上した。おそらく小山田がかわっていったことと考えられるが、この仕事も優先順位からいけば、低いものだろう。

以上のように、京都出張や悦之助の病気伺い、弁天代参のような仕事は、「うつ病」的症状の小山田にすれば、比較的やりやすい仕事であり、どちらかというと失敗の少ない仕事で、小山田の周囲、つまり同役が積極的に支援して、このような仕事をさせているようにも考えられる。

四．江戸転役の話と実弟浅井万右衛門の死去

さて、「御小納戸日記」五月二六日の条によると小山田は、次のような文書を江戸藩邸に提出した。

私儀、来九月八日江戸発足罷登り候処、当日より休息内百日入ニ付、更代之儀奉伺候
以上（私は、来る九月八日に江戸に向けて発足し出府しました。当日から休息のうち百日に入ったので、交代の伺を申し上げます。以上）

つまり、九月八日に名古屋を出発して江戸に行くために今日から休暇に入ったこと、勤務の交代の件を伺ったことが知られる。前述したように二月以前から、小山田の江戸行きが懸案となっており、いよいよそれが決定となり、その準備のため一〇〇日の休暇が五月二六日から与えられることになったと思われる。事実、二七日は御用番勤務をしているが、それ以降は勤務していない。

そして、小山田は、五月二六日には、亡父のために東寺町の大法寺参詣を願い出て許可されている。藩当局は、「勝手次第」とし、小山田にもきちんと連絡し、小山田は承知したとしている。休暇中でも、いや休暇中だからこそ社寺参詣は勝手にできず、当局の許可を受ける必要があったのである。

そして、六月二三日のこと。この日、小山田の実弟浅井万右衛門（以下、浅井と称す）が、揚屋で病死した。浅井は、尾張藩の金瘡医師、すなわち刀傷を治療する、俗体の医師を勤めていた。もともと浅井の養父は、尾張徳川家四代吉通の時はじめて御目見し、享保二一年（一七三六）に御歩行から加増八石、

加扶持二人の、都合二五石、五人扶持で金瘡医師に任命された(9)。宝暦五年（一七五五）に五石加増され、明和二年（一七六五）に病死した。その後、一一年を経て、養子として安永五年（一七七六）に五十人組だった小山田の実弟が、二石、二人扶持を加増されて、都合二〇石、五人扶持で金瘡医師浅井万右衛門となり一二年ほど勤務した後、なんらかの科により揚屋入りを命じられ、さらに天明八年六月二三日、揚屋で病死したのである。その死因にはなんらかの疑義があり、藩当局の捜査が行われた。その結果に関しては、この時作成された書留にあるらしいが、その書留自体が今日発見されておらず、現在のところまったく明らかにしえない。

ともかく、実弟の病死により、服忌(10)が小山田の身にも及んできた。小山田は、同日服忌の問い合わせを行った。すると御目付の佐治新右衛門は、半減で、一〇日の忌、四五日の服という回答を小山田に対して回答した。また、御用人玉置小平太は、小山田に対して親類中に浅井の病死を通達するように命じている。さらに翌日小山田は次のような文書を御用人玉置に提出している。

私実弟浅井万右衛門儀、先達而御不審之趣有之候而於宅相慎罷在候、其段親類共之内三四人心添被仰付、余人ハ出入無之、対面之儀等者尤不致様可仕旨被仰付、下々ニ至迄出入不為仕候、然所心添仕候者共人少ニ而昼夜難取積候付、私倅両人心添被仰付下置候様仕度旨、宅番兼而蒙仰罷在候者共より、夫々相願候処、右御裁許ハ無之、万右衛門養方縁家之者両人心添被仰付候、仍私儀者、万右衛門揚屋へ相越候後も差扣、一切万右衛門宅へ出入不仕候、倅儀も同様差遣不申候、然処昨日於揚屋万右衛門病死仕候ニ付而ハ死後之

儀ニも御座候間、私共此節より出入仕、万右衛門老母並伜妻等へ対面仕不苦儀ニ可有御座候半と御差図被下度申達候（私の実弟浅井万右衛門のことですが、先て御不審の趣があり、自宅において謹慎していたところ、その時、親類共の内、三、四人で注意しているように命じられ、他人の出入は無かったし、また、対面するようなことは無いように命じられておりました。したがいまして下々にいたるまで出入をしないようにしておりました。そうしたところ、監視人が少人数で昼夜にわたって監視するのが難しくなっておりました。私と伜の両人が監視するように命じてほしいと監視を命じられた者からお願いしましたが、御裁許が無く、万右衛門養方縁家の者が両人監視するように命じられました。したがいまして私は、万右衛門の揚屋へ行くことも控えておりました。一切万右衛門宅へ出入は致しておりません。伜儀も同様に行かせておりません。そうしたところ、昨日、揚屋において万右衛門が病死いたしました。それで死後のことでございましたので、私共はこの時から出入りを致しました。万右衛門老母ならびに伜や妻等へ対面するのは問題がないと思いますが、御差図を戴けましたらと申し上げる次第です）

これよりすると、浅井は揚屋に入れられる前、藩当局から不審の趣があって自宅謹慎をしていたが、何かあってはということで、親類が三、四人交代で監視をして、そのほかは出入りしないこととしていた。もちろん対面はしないようにと命じられていたので下の者たちにいたるまで出入りしないでいた。しかし、監視の者が少ないために昼夜すべて監視するのは難しく、また、小山田とその伜とで監視するようにしたいと従来監視していた者たちから願い出ていたが御裁許がなく、結局、浅井の家の者二人が監視していたので、また、小山田は差し控えてもいたので、浅井の揚屋入り後も出入りしたことはなかった。しかし、昨日病死した後は、その時はじめて出入りしましたが、また浅井の老母や浅井の伜と妻とも対面するのは問題ないでしょうかという願い出である。これに対して、玉置は、目付に問い合わせ、さらに年寄衆に上申したところ「勝手次第」とのことになり、この件は小山田に伝達された。

浅井にどのような不審があったのか、ここだけではわからないが、小山田はそれにともない差し控えとなっていたことがわかる。先に小山田が三月に早退したことが藩主の耳に入ってしまい、差し控えになっているが、それとの関係はわからない。一応別の件と考えておく。

結局、小山田は、七月三日に忌明けして四日より職場復帰となっている。一〇〇日の休暇がどうなったのかは不明である。そして同月六日、「気分不快」により「引籠」となり、またまた勤務表が改定され、新しい勤務表が非番の者達に伝達された。同役たちにとってはやれやれといったところであっただろう。

五．「うつ」の藩士、その後

かくして小山田は、八月二三日、江戸下屋敷戸山定詰足軽頭に任命された。宇野十郎右衛門の跡役としてであった。この転役によりまたまた、御小納戸の勤務表は改定されたのであった。

小山田が、尾張在勤から江戸在勤になった主な理由は、転地療養と考えられる。おそらく気分を変えること、環境を変えること、さらには医療の最先端地である江戸で、良医に診察させることが目的だったのではないだろうか。実弟浅井の事件があってもそれほど問題なく、江戸在勤は実行に移されたといえるだろう。やはり、小山田の病はかなり進行していたのだろう。

転地療養を本人も周囲（家族および職場の同役）も藩当局としても認めていた。ともかく周囲と藩が本人を支援している様子がうかがえる。たとえば、頻繁な欠勤を認めているし、それにともなう勤務体制の見直しのために勤務表を何度も改定して、廻達したり、参詣願いを受け付けたり、また、京都出張や藩主子弟の病気伺いなど藩主の側近としての仕事の範囲内で、比較的軽微な仕事につかせている。まさに温情ある措置といえる。このような温情主義が藩士の家々の存続に対して果たした役割は決して少なくないと思われる。それは、この後に記す小山田家のその後を見ていただければ、おのずと明らかになるであろう。ともかく、経済的な変動に職場環境を左右され苛酷な勤務実態にある現代の勤労者からは、羨望のまなざしが向けられないではない。

では、最後に、小山田家はその後どうなったのかを述べて本章を終わりたい（小山田家家系図参照）。

小山田勝右衛門は、おそらくふたたび名古屋に戻されたものと思われる。そして享和三年（一八〇三）に死去し、惣領の新之助が遺跡を相続し、馬廻組を拝命した(11)。新之助は、文化八年（一八一一）には犬山（成瀬氏）寄合となり、翌年寄合、さらに文政一〇年（一八二七）に病死した。新之助の跡は、弟の清八郎が継いで、同じく馬廻組となった。清八郎は、翌年勝右衛門同様に御小納戸となり、さらに奥詰、半年後には御書院番格となり、天保二年（一八三一）には大御番組に任命された。しかし、翌年には病死した。清八郎によって小山田家はかなりもちなおしたといえよう。

清八郎の遺跡は、その惣領栄之助が襲った。しかし栄之助はわずか二年後に病死してしまう。かくして小山田の血縁はここで途絶えた。そこで、栄之助の跡を継いだのは、尾張藩の支藩高須松平家の御番御用人天野彦七の四男天野捨吉である。彼は、遺跡相続後、馬廻組に任命されてから、名前を、かつて勝右衛門高匡が名乗った政之進に改め、三年後に御小納戸格、大納言御用向を拝命した。ここまではよかったが、二日後すぐに御用向を解除された。さらに一カ月後には寄合組となり、さらに家の通り名である勝右衛門に改名するも、嘉永六年（一八五三）「心得宜」しからずとして寄合組から馬廻組に落とされ、逼塞七カ月を命じられた。その後、安政七年（一八六〇）大御番組となった。元治元年（一八六四）には同組世話取扱となるも、慶応元年（一八六五）に、一四代藩主慶勝（当時は隠居して前藩主）に従って京都詰となった。しかしその際、組中不取締につき役儀御免となり、ふたたび馬廻組に落とされ、二カ月の差し控えとなった。結局、翌年に病死したのである。一五〇石の家禄をかろうじて維持したものの何度も譴責を受け、仕事もなかなか長続きしなかったようである。家格を維持しただけでもよしとするか、それともより上位の役職についてよしとするかは評価の分かれるところだが(12)、小山田家は、他家から養子を迎えて、なんとか家格だけは維持したようである。ただ、この養子は優秀というよりは、どちらかというと世渡りが下手で、十分な出世はおぼつかなかった。むしろチャンスを生かし切れなかったというべきか。しかし、ともかくも家禄だけは維持された。その意味では、養子捨吉はそこそこ頑張ったともいえなくない。さらに話を戻すと、「うつ病」的症状に苦しんだ小山田の転役も、それにより小山田が大きな事件を引き起こすことがなかったことから、結果的によかった、つまり、家の存続に与って力があったと位置付けられよう。

ようするに家の存続は、歴代当主本人と家族の努力と周囲、特に職場の同僚と藩当局の支援があってはじめて可能となる、なかなか難儀なものであった。それは、江戸時代も、そして現代もさして変わらないものなのである。今も昔も「うつ」にむきあうには周囲の支えが必要という点ではなんら変わるところはないのである。

第五章　御堀で心中した男女

一．名古屋城の御堀で……

天明五年（一七八五）の六月、名古屋城の新馬場付近の御堀（現在の名古屋城大濠公園の大濠）において、心中したと思われる若い男女の遺体が発見された（1）。女が男の上に乗りかかって浮かんでいたという。藩の役人が見分していたが、やがて遠巻きに見ていた男が、死んだ若い男は自分の村の者だと名乗り出た。その後、藩主の側近役人も見分したとして、その日誌に記されるところとなった。

市井の一事件としても、また城郭の堀が当時どのように位置づけられていたかという問題としてもなかなか興味深い事件なので、事件の概要を紹介するとともに、心中行為のみならず、その処理をめぐる役人の動向および城郭の堀とその背後にある武士たちの意識などについて考察してみたい。いわば「心中」にむきあった、否、むきあわざるをえなくなった人々の話である。

二・「尾州御小納戸日記」について

本事件の記事が収録されている史料は、東京都豊島区目白三丁目の徳川林政史研究所に所蔵されている「尾州御小納戸日記」である。前章でも使用した史料であるが、改めて説明しておく。

御小納戸とは、藩主の側近にして、藩主の身のまわりの諸道具を管理するのみならず、藩主のさまざまな要望にこたえて、藩主の用向きを遂行する役職である（2）。

その御小納戸が、江戸中期から毎日書き綴った職務日誌が「御小納戸日記」である。ただし、藩主が、参勤で、江戸に参府し江戸屋敷に居住している場合は、「江戸御小納戸日記」が書かれ、尾張名古屋城では「尾州御留守日記」が記される。藩主が交代で名古屋に帰城した場合は、「尾州御留守日記」は「尾州御小納戸日記」となり、江戸では「江戸御小納戸日記」が「江戸御留守日記」として書き綴られることとなるのである。総称して「御小納戸日記」という。「御小納戸日記」は、藩主の側近としての仕事を毎日きちんと書き綴り、備忘としているものである。江戸と尾張では情報を交換して遺漏なきようにしていることもうかがわれ、こうしたことから、江戸時代は、なかなか高度な文書社会であったことが理解される。

この、「尾州御小納戸日記」の天明五年（一七八五）六月二日条に名古屋城の新馬場付近の御堀において、心中した男女の遺体発見事件が記されていた。『新修名古屋市史』資料編近世二に全文が掲載されている（3）。

三．事件の概要と推移

まず、事件の概要を記そう。すなわち、天明五年（一七八五）六月二日、名古屋城の北の大堀、通称新馬場縁の堀、現在の大濠公園の大濠に男女の水死体が発見された。最初は、男が下になって女を背負う形かと考えられたが、どうやら、女は男の背中に立った形であった。堀から引き上げて役人が見分したところ、所持品から男は、田幡村（現在、名古屋市北区）の彦十郎、二〇歳くらいと判明した。女も二〇歳くらいであった。後に田幡村の庄六と弥七という男が心当たりがあると申し出たことから、二人とも田幡村の住人であったと推定される。

さて、なぜこの二人が心中したのか、「尾州御小納戸日記」からは何もわからない。

しかし、ヒントがある。彦十郎の所持品だ。彦十郎は懐中に鼻紙袋を入れていた。その袋の中にお守りがあって、そこに「田幡村　彦十郎」という書付があったのだ。おそらく、寺社のお守りで、彦十郎の母親が、彦十郎を授かった時か、その後、無事出産して、名前がつけられた時に求めたものか、もしかしたら、一緒に心中した女が、求めたものか、いずれにしてもそのようなものだろう。

名古屋市北区役所教育課が編集した『北区誌』（北区役所総務課発行、一九六四）によると、北区にはさまざまな寺社がある。その中で、多奈波太神社（たなばたじんじゃ）がひときわ目を引く。すなわち同神社は、以下のように記されている。

「延喜式神明帳」の山田郡の部にある小社多奈波太神社、「本国帳」に正四位下多奈波太天神とあるのがこれである。祭神は、神社の名が示すとおり、天乃棚機媛乃命である。従って七夕には参拝者で非常に混雑する。神社の裏手には、昔、御手洗の池があり、百丈という大きな「まむし」が住んでいて、木の間を飛びかい、人をたおしたとの言伝えもあり、最近にいたるまで、夜でも暗いほど樹木がよく茂って、七夕の森の名残を留めていたが、戦時中高射砲陣地築造のため、巨木はその中ほどから切り取られ、大部分枯れてしまった。さらに、昭和二十年五月には、空襲のため社務所を残して全焼した。

後半部分は、時代的に関連がなさそうだが、前半の天乃棚機媛乃命（あめのたなばたひめのみこと）を祀る多奈波太神社のくだりは、彦十郎と女との心中に何か影を落としていそうに思えなくもない。想像をたくましくすれば、せめて一年に一度でも会えたならという気持ちで女が求めた、多奈波太神社のお守りを男が貰い、男が自分で「田幡村　彦十郎」と書き（もちろん女が書いてもよい）、彦十郎本人が持っていた。つまり女のおくりものだったのではないかと思われる。しかし、そんな二人の思いもむなしく、現世では恋を貫くことはできず、それを持って二人は死出の旅路についたのではないだろうか。だとすると、なんとも切ない話ではある。

今日の社会では、男女の心中はもはやほとんど流行らない。社会のしがらみに負けて、二人で死を選ぶなどというのが、今の世の中ではあまりないのだろう。また、自分ひとりで死んでいくことの方が圧倒的に多く、道づれにするなどというのは、なかなかできないし、そこまで、心が一体化するような男女関係がないのかもしれない。そう考えると、この心中事件は、江戸時代の一途で真剣な若い男女の心が一体化した、心がひとつになった証しとしての、死の表現だったようにも思われる。

さて、この事件をめぐる動向からは、他にも興味深いことがらを見出すことができる。

まず、指摘したいのが、城の堀の水は清浄であらねばならない、という概念があったことである。そのため「尾州御小納戸日記」では、

御堀の水が不浄になったので、巾下口の用水杁を留置き、竜の口の方へ水を落として清めた。そのうえで、右の用水杁を開けさせるようにさせたいとしたが、最近の用水が旱魃により水が少ないので、用水に水が通るようにしたいと御国御用人方に伝達した。

と記され、旱魃にもかかわらず堀の水を落としている。この記述では、全てを落としたのか、一部の入れ替えなのか不明であるが、いずれにしても、堀の水は清浄であらねばならないという考え方が背景にあったことを示している。とすれば、全部入れ替えたのではないだろうか。

そもそも堀は、郭内に敵を寄せ付けないようにするためのもので、城を防御する重要な設備である。それが不浄であれば、有事の防御においては、有効に機能しないと考えられていたことが理解されよう(4)。生活の隅々まで、神仏が息づいており、そうした場所は清浄であらねばならないとする江戸時代ならではの概念かと思われる(5)。

つぎに興味深いのは、水死体があがった新馬場（御深井御庭）の御堀の管轄は、藩主側近の御小納戸の

ようである。基本的には、村の百姓同士の心中事件なので、表の役人の家老衆をトップに御国御用人が扱う事件であるが、御堀の管轄が御小納戸なので、さまざまな形で御小納戸がかかわっている。そして、実際の見分は御小納戸の配下の御庭之者頭ならびに足軽小頭が出張している。見たところ御庭之者頭ならびに足軽小頭の両者は、本事件の全体にわたってかかわりを持っており、御小納戸の指導の下に動いていることがうかがえる。ほかに表の役人五十人御目付も見分に訪れている。これは、あくまでも表の役人で、多くの、関係する役人たちが話し合って一番よい方法を模索するのである。

ようするに、何か事件がおきるともっとも関係が深いところの実務担当者が、出張見分し、かつ報告をしあって、いわば持ち回りの稟議のような形で話し合いながら、解決の方向性が定められているとみることができる。近世の武家社会では、関係する部局との利害の調整がすこぶる重要である。これは、現代の中央官庁から自治体、また一般企業にいたる、いわゆる広義の官僚制度にも十分濃厚に息づいている稟議ということがらの原形でもあろうと思われる。

稟議では最終的にはだれが決裁したのかということについて、文書の上では、最高位の役職者が決定者となる。確かに形式的には最上層部が最終決裁したことは理解できる。しかし、どの段階の誰が実質的な決定権を持っていたのかがほとんど不明である。そうした点で外国人にはわかりにくい意思決定システムである。無責任体質になりがちなこのシステムの問題点を解決する方法は、政策決定過程を文書にして残すことであるが、現代の官庁でさえ全ての過程を文書にして残すことや一般公開することを義務付けていない。日本の公文書公開は世界的に遅れていると思われる（昨今の政治問題は多くはこれに端を発している）。

話を戻そう。さらに興味深いことには、この日、外出していた藩主が帰城する際に、水死体そのものでないにしても、水死体にかかわることがらや人が集まっている場所とかを、藩主の目に触れさせてはよろしくないとして、水死体の置き場所に配慮していることが理解される。これは、藩主側近の御小納戸による藩主への配慮である。すなわち、

殿様の帰御の際は、竜之口橋をお渡りになるはずなので、水死の者を引き揚げた場所をお見通しになることもありうるので、早々に引渡しが済むようにしたいと御用人方並びに御目付稲葉七蔵へ掛け合い置いた。老衆・年寄から仲間へ直ちに命じられ、町方あるいは御国方などに引渡すことになる。その時、御目付都築九郎左衛門がいうことには、今日は時刻も移り、帰御の時間もわからないので、老衆にうかがったところ、（御小納戸）役所下役より御国方下役に直ちに遺骸をわたすようすべきとのこと。これにより、御国方にも話を通しておくので、受け取り来たならば、押しの者も出張してくるので、役所下役立会い渡すようにと命じた。以上なので、老衆から別に引渡しの件に関して命じられることはないので、そのように心得るように。以上なので、御国方受取人が来て、押しの者へも立合い、渡すよう、御庭両役へ申し談じた。

としている。つまり、御小納戸から表役人に申し入れている。そして、

以上の通り、取り急ぎ対応したけれど、追々時刻も移ってしまったこともあり、殿様が帰御される時分ともわからなかったので、お見通しにならないように、先々遺体を取り除かせるよう、御目付方へ話したところ、苦しくないとのことであったので、適当なところを見計らい、取り除かせるよう、御庭之者頭又左衛門へ申し渡した。

ただし新馬場西の方に寄せるのが適当と申し置いた。

として、水死体を藩主から目につかない場所に安置しておいたことがわかる。

これに関しては、以下のように考えることが適当かと思われる。

近世の大名本人、つまり藩主は、家臣団にとって、ある種の神聖性、神秘性を持っていたと思われる。江戸時代初期には藩主も家臣もともに戦場で戦い、戦闘集団としての共同体の構成員の一員で、大名本人も家臣と同輩の中の一頭ぬきんでた存在に過ぎなかったのが、平和な時代の到来で、藩は次第に、藩の永続的存続を志向するようになった。ところが、江戸時代初期から中期にかけては、幕府がたびたび藩主の不行跡や子孫断絶によって藩を取り潰すことが重なった。そうなると、藩の存続が、ひとり藩主の性格や健康、子孫誕生に依存することになり、藩主を神聖視し神格化して、藩主大事の考え方が生じたと考えられる。こうしたことから、ケガレた水死体を藩主にみられることを避けたものと考えられる。こうしたことは、西洋中世の国王権力の伸長期にもみられるといわれ（6）、日本近世社会研究においては、あまり、強調されないのであるが、重要な論点であろうと思われる。

ともかく、藩主側近の御小納戸としては、神聖な藩主に水死体のケガレが及ばないように常に気を配っていたということができよう。

四．遺体の処理には気を遣う

江戸時代の刑罰を扱った、石井良助『江戸の刑罰』（中央公論社、一九六四年）によると、江戸で心中して双方とも死に損なった場合は、両人とも「非人手下（ひにんてか）」とされたという。「非人手下」とは、同書によると浅草に住む穢多頭弾左衛門立会いの下に、科人を非人頭に渡して非人としてしまうことである。特に心中して双方ともに生き残った場合は、両人とも三日間にわたって晒されたうえ、非人におとされた。主人と下女が心中して主人が生き残ってしまったケースでも主人は非人手下とされた。

江戸時代の非人とは、卑俗な遊芸に従事したり、罪人の送致、刑死者の埋葬などに従事した、士農工商の身分外の最下層の身分で、非人頭の支配下にあった者たちである。なお、同様の身分に穢多があるが、これは、牛馬の死体処理などや村落などの警備に従事した者で、世襲であるので固定的である。

すなわち、「非人手下」とは、いってみれば、四民の枠外におとされる身分刑と呼ばれるもので、中国律令を導入した日本や朝鮮の古代から存在した刑罰である。

ところで、なぜ心中に対して、厳しい身分刑が課せられたのかだが、特に、八代将軍吉宗の時代は、吉宗自身が、心中があまりにも美化されることを嫌って、名称を「相対死」とさせた経緯があることが想起されよう。つまり、主従関係などの身分秩序を重んじる吉宗の幕府にとって、死によって、身分秩序などの社会を安定せしめているもの一切を一気に飛び越えてしまうことになる心中は、まことに危険極まりないものだったといえよう。

では、心中がなぜ身分秩序のうえで危険なのか。いま少し述べてみたい。

江戸時代、身分秩序を壊す恋愛とはどのようなものなのかというと、山本博文『江戸のお白州』（文藝春秋、二〇〇〇年）では、商家の下男と下女の結婚もなかなか許されるものではなかったという。ただし下男・下女の場合、他人の引き合わせ、仲介があれば結婚はできたという。つまり、主人の知らないところで恋愛に及ぶことが罪になるのである。おそらく、もともと下男・下女は主人の従属物と考えられていたためであろう。主人は下男・下女の生殺与奪の権限があり、したがって、今日でいうところの自由な恋愛はありえず、あくまでも主人の許可が必要であった。

江戸初期には、下人が主人の政治的なかけひきの道具として、たとえば戦争で敗れた際の奴隷的な戦利品などに利用されることに、あるいは金銭的に取り引きされることに、なんの違和感もなかったのであろう。しかし、戦乱のない太平の世の中となり、元禄前後になると庶民も生活を謳歌するようになる。すなわち庶民はおろか動物の命の価値が相対的に上昇してきたことがうかがえる。生類憐みの令はその最たるものといってよいだろう。すると、今日の自由恋愛に似た状況も生じてくる。そうなると、身近な存在として、下男は下女を、下女は下男を恋愛の対象と考えるようになる。しかし、主人の預かり知らない恋愛はやはりご法度であり、そうした中で、にっちもさっちもいかなくなった、まさにどうしようもなくなった男女が心中、幕府の政治的言語においての「相対死」に走ることになるのであろう。

前掲書の山本氏の言葉をかりれば、「現在では単なる雇い主と雇い人の関係も、この時代は主従関係であった」、「世間の義理以上に、雇い主との主従関係、あるいは義理の親に対する孝というものが大きく影響している」ということなのである。

天明五年（一七八五）六月に名古屋城新馬場縁の御堀で水死体で見つかった田幡村彦十郎とその恋人の女（姓名不詳）も、元禄以降のそうした封建的主従関係の中にあって、さらに命の価値を見出し、お互いを好きになってしまった男女ではなかったかと思われるのである。いわば、江戸時代の身分秩序に抵抗した若い男女が、死をもってした意思表示であり、それは為政者層からは、それこそがケガレとも考えられたのである。だからこそ、御堀の水を替え、その遺骸は、殿様の目にふれないように隠されたのであろう。それによって家と体制の存続が図られたということができよう。まさにそのことによって「心中」（相対死）にむきあうことができたのである。「心中」とは体制側がむきあわざるをえなかった民衆の命の価値の表明であったのである。

第六章　幕末籠城と懐妊・出産

一・会津戦争の処理問題

幕末の「戊辰戦争」（慶応四年（一八六八）一月三日の鳥羽伏見の戦い勃発から明治二年（一八六九）五月一八日箱館五稜郭の戦い終結）は、近世と近代のはざまにあって、島原の乱以降、大規模な内乱や対外戦争がなかったことから、近世末の日本人がはじめて経験する大規模な国内戦争であった。したがって戦国ないし近世的な戦いのあり方と近代的戦争の要素が混在した点で、きわめて注目すべき戦争である。本章で取り上げる「会津戦争」は戊辰戦争の中でも、本来非戦闘員である婦女子までもが戦闘に加わった点で、もっとも苛烈な戦いとして著名であり、かつ近世と近代のはざまにあって、両者の側面が見え隠れする野戦および籠城戦であった。すなわち火器や戦術、作法にいたるまで、戦国や近世、近代の性格が混在して戦いが推移していたことが理解される。

その中で、作法、特に降伏後の城主とその家族の処遇は重要である。戦国時代であれば、敵対者全員の処刑から一部の処刑とそれ以外の助命など状況に応じてさまざまなオプションがあり、それらが、その後の領国経営に影響を及ぼした。たとえば、武田信玄の信濃経営、特に中信と東信の経営などをみるとその違いは一目瞭然である(1)。

会津戦争の場合、特に奥羽越列藩同盟が崩壊した後は、会津一藩と新政府の対決であり、できたばかりの新政府の動向を日本全国の諸藩と、さらに西欧列強が注目していた。すなわち、衆人環視のもとにあって会津藩士の全員処刑などという粗暴な処分は到底できない状況だったといえる。かといって、いまだ新政府になびかない、反政府勢力(旧幕臣榎本武揚など)へのプレッシャーもかけなくてはならないという事情もまた一方で存在した。そのうえ、西欧列強は新政府の近代化への志向を常に注視していた。なぜなら、新政府がいつ「攘夷」に転向するか、予断を許さない状況にあったからだ。たとえば、慶応四年一月一一日には神戸で岡山藩士が、自藩の行軍を横切るフランス水兵に発砲したし(2)、二月一五日には堺で土佐藩士が、市中で迷惑行為に及ぶフランス水兵に発砲、フランス軍と衝突している(3)。こうした「攘夷」的な事件が起きること自体が、できたばかりの新政府にとってきわめて重大で、その処理は列強の意向にそったもので、しかも迅速に行われた。このような点からしても、会津戦争の戦後処理は、新政府にとって実にナーバスな、政治的問題であったということができる。

一方、会津藩関係者にとって、会津若松落城後の城主松平容保の家族の処遇は、容保の処遇とともに、みずからの進退にも直結・連動し、もっとも重要な事項であった。なぜなら、いまだ近世の連座および縁座制(4)の社会に生きていた当時の人々にとって、敗軍の城主の処遇は城主家族の進退に連動し、城

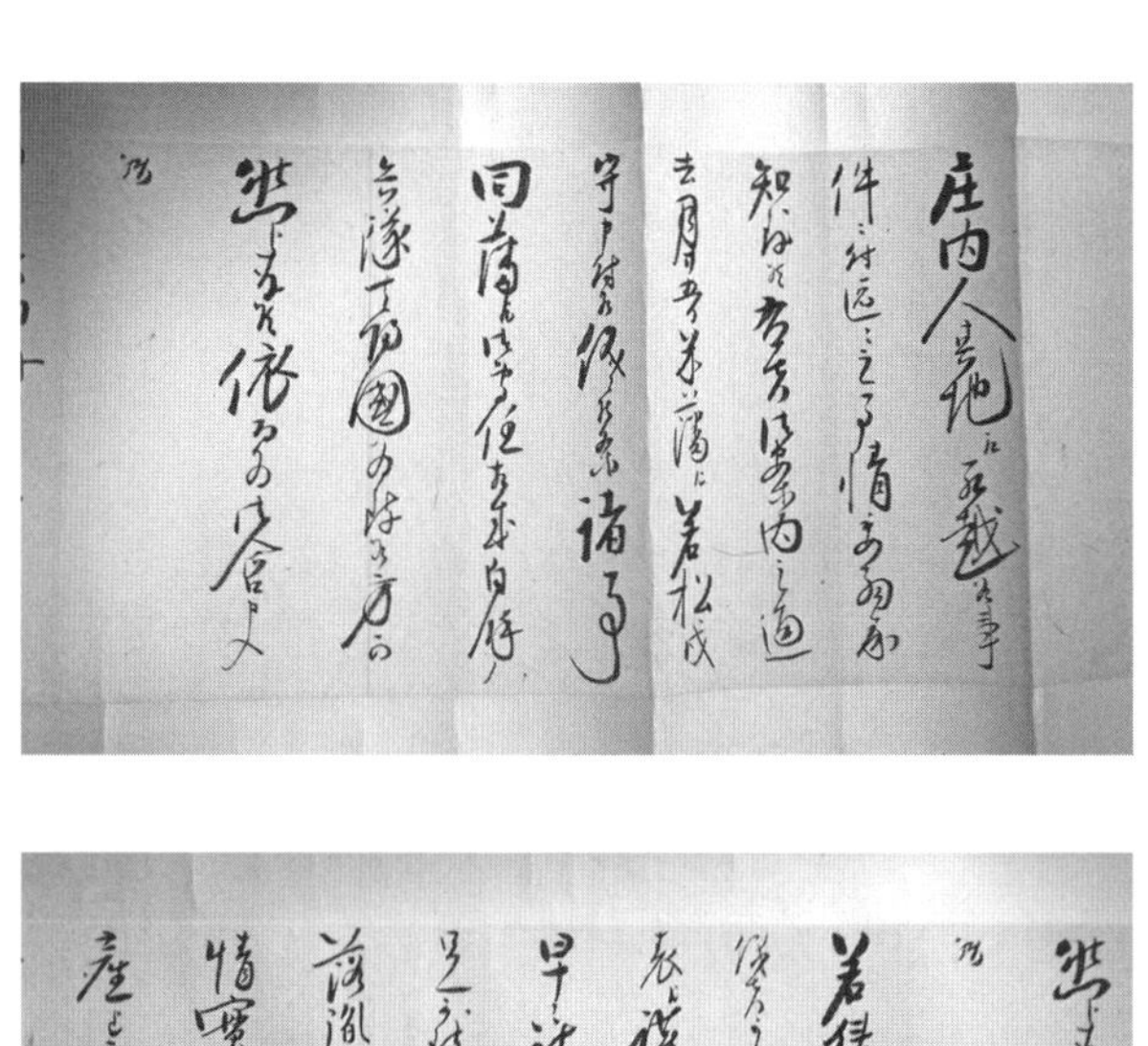

三宮義胤宛て大村益次郎書簡（個人蔵）

主やその家族の処遇が家臣団のそれに連動し、さらに家臣団の家族の処遇に連動する、いわば、藩としてワンセット（一蓮托生、運命共同体）であったからである。会津藩家臣団にとっては、あるいは、会津関係者にとっては、藩主とその家族の処遇が自己および家族の存在とその後の運命に直結するという、今日の社会では考えにくい問題が生じるからである。

いずれにしても城と城主とその家族と家臣団、関係者の総体が、強固な運命共同体であることから、落城という決定的な事件は、彼らの運命にとって実に大きなこのうえなき関心事だったのである。

ここでは、戊辰会津戦争における若松城落城後の前城主容保の家族の処遇問題を、最近見出した史料（5）によって解明してみたい。まずは、戦後処理を担当した大村益次郎の考えを知るにたる重要な書簡を紹介することからはじめたい。

二．大村益次郎の会津藩処理方針

庄内人其地江罷越候事件ニ付、区々之事情委細承知致候、右者御案内之通、去月廿五日米藩江若松戍守申付候儀ニ候条、諸事同藩より御専任相成、自余之兵隊者帰国、為致候方、可然与存候、依而為御含申入候若狭伯母幷奥女中之義者かねて紀州藩ニ当表江護送申付置候事故早々請取方役人其地江発足可致様取計可申候、尤容保落胤ヲ孕ミ候妾弐人之儀者情実不得止義ニ付、四月出産迠其地ニ滞在御差免シ可然、且復落

胤出産相成候ハハ、是以相当御手当可被成候也

二月八日　　　　　　大村益次郎

三宮耕庵様（6）

明治二年（一八六九）二月の、会津戦争終結から五カ月後の書簡である。宛先は三宮耕庵（義胤）という人物で、岩倉具視の側近として知られる人物である。三宮は戊辰戦争では仁和寺宮小軍監として北越や奥羽に転戦、この書簡の時は、会計判事試補であった（7）。ただし『会津戊辰戦史』（8）では、白虎隊や一般戦死者の埋葬を許可した「参謀」となっている。

大村はこの時、軍務官副知事として、新政府の軍事部門を総攬していた（9）。会津出張中の三宮が、大村に会津の状況を伝え、それに対する大村の返事がこの手紙である。現代語訳してみよう。

庄内人が会津に転封となって来ることに関してはさまざまな事情があることは委細承知した。この件は、御案内のように正月二五日、米沢藩に対し会津若松城守衛を申付け、諸事、米沢藩にご専任になったので、それ以外の庄内藩の兵隊は帰国するのがよろしかろう。これを含んでおいてもらいたい。若狭伯母（照姫）ならびに奥女中のことは兼て紀州藩に江戸まで護送するように申付けおいたが、早速諸役人を会津に発足させるよう申付けるべきである。もっとも容保の落胤を孕んだ妾二人のことはやむをえない事情なので、四月の出産まで会津に滞在するを指し許すのがよい。かつ落胤出産ということになれば相応の手当てをするのがよろしかろう。

前段の部分は、庄内藩が会津に転封となる話である(10)。庄内藩も新政府に敵対した関係で明治元年末、庄内の領地を没収され、会津に転封といったん決まったのである。新政府からの命令は明治元年一二月二四日であったが、実際にはなかなか捗らず、結局翌二年五月四日になって磐城平に封地替えになった。この間の事情はよくわからないが、大村の書簡によれば、三宮が伝えた情報では「区々之事情」があり、問題が大きかったことが推察される。結局、庄内藩兵が若松城を守衛しえず、米沢藩兵が守衛したことが理解される。

さて、「若狭」は容保の養嗣子、若狭守喜徳(水戸斉昭の子)のことだが、「若狭伯母」で一語、すなわち照姫のことである(11)。照姫は会津保科家の分家飯野藩(保科正光の異母弟正貞が立藩、保科本流で、上総飯野陣屋を本拠とする。飯野陣屋は現在、千葉県富津市)出身で、会津藩主容敬の養女となった。一時、美濃高須松平家から養子に迎えた容保の配偶者候補と扱われたこともあったが、のち、容保は養父容敬の実子敏姫を妻としたため、照姫は豊前中津奥平家に嫁入りした。しかし、照姫はのちに奥平家から離縁され、会津松平家に戻っていた(離縁は照姫の意志ともいわれる)。会津戦争では会津若松城の籠城戦に参加した。

確かに正月二八日、照姫と容保の妾二人と奥向きの女中たちは紀州藩が護送することになっており(12)、事実に符合する。大村は、妾二人が容保の落胤を孕んでおり、やむをえない事情として、予定されていた四月の出産まで会津滞在を許すとしている。すなわち謀反人の落胤の誕生を寛大な目でみていたことがうかがえる。ただし、実際出産してもしばらくは動けないことが予想されるので、しばらくは会津に留め置く方針であったのだろう。

なお『会津戊辰戦史』によれば、二人の妾は、会津藩主別邸「御薬園」に移って出産の準備をしたことがうかがえる(13)。二人の妾のうち一人は田代氏(喜代)で、生んだ子供は、容保長女の美禰子(明治二年三月二一日生)である。もう一人の妾は川村氏(さく)で、子は容保嫡男の容大(同年六月三日生)である(14)。容大の生誕は、大村が想定した四月を二カ月も過ぎていたが、特に問題とはならなかったようである。結局、赤子の容大が同年一一月一四日、家督相続を許され、陸奥斗南藩知事となって、会津より斗南に家老の山川浩に抱かれて、赴いたのである(15)。

ともかく、この書簡で大村は会津藩に対してかなり寛大な目を向けていることがわかる。たとえば報国隊士加茂水穂は、大村が会津若松落城の日を予測しながら「(会津は)実に朝敵ではあるけれど、さて会津と雖も矢張り幕府の為に敵するので、決して一己の私の為に賊を働いたと云ふ訳でもない、併し今日落城だと思ふと、甚だ気の毒なことに思ひ升」(16)と大総督府の有栖川宮幟仁親王に語ったという話を伝えている。大村は、単なる賊と近代戦争における敵軍とをきちんと区別しているのである。これは近代的法観念のうえでも重要なことであろう。

もともと長州藩士全員が会津藩を嫌っていたわけではない。たとえば、嘉永四年(一八五一)末から、吉田松陰は東北遊歴の旅をするが、会津藩の制度や同藩士の士風は非常に優れていると松陰は賞賛している(17)。文久三年(一八六三)の八月一八日の政変で一会桑政権(中川宮・一橋慶喜・会津藩主松平容保・桑名藩主松平定敬をトップとする軍事政権）が樹立されて、長州藩や尊攘派が京都から追い出され、さらに禁門の変で長州藩が「朝敵」とされて、その中核だった会津藩に対して恨み骨髄に徹したのだと思われる。しかしながら、大村は、こうした恨みとは一線を画していたことが理解される。

大村はこの後、明治二年七月兵部省が設置されると兵部大輔となったが、九月四日京都三条木屋町で背後関係に薩摩藩が疑われる男たちに襲撃され、大坂で療養中の一一月五日に死去した。大村が会津藩に同情的だったことは会津藩士にも知られており、会津藩士の家に生まれた高嶺秀夫は、会津の母に宛てて「彼の大村と申者長州人に御座候て、軍務監相務め、当時枢要の役に御座候て人物の由、我国の事ども皆彼の周旋に御座候由、彼死し候はば大に不宜候乎と存申候」(18)すなわち、会津の処置は大村の斡旋で行われたものの由、大村が死んでしまうと大いによろしくないと思いますと書き送っている。大村が襲われてから後のことになるが、先述した通り、容保実子容大の相続が認められ、陸奥斗南三万石を賜ることになった。照姫は江戸飯野藩邸に移り、容保は、鳥取池田藩から和歌山藩に預け替えとなった。明治四年容保と喜徳は、容大預かりとなり、翌年には預けも免じられた。こうした寛典は、箱館戦争で敵対した榎本武揚にも同様に行われたが、会津藩の処分は大村の方針を受け継いだものと思われる。そうしたことを三宮宛大村書簡は如実に物語っている。貴重な書簡である。

さらに大村の寛大な処分が着実に実行されていたことを示す新史料を見出した(19)。

三．容保義姉照姫の処遇をめぐって

まず該当箇所の全文を引用する。

【「巷説談」（個人蔵）第三冊目】

巳三月十日

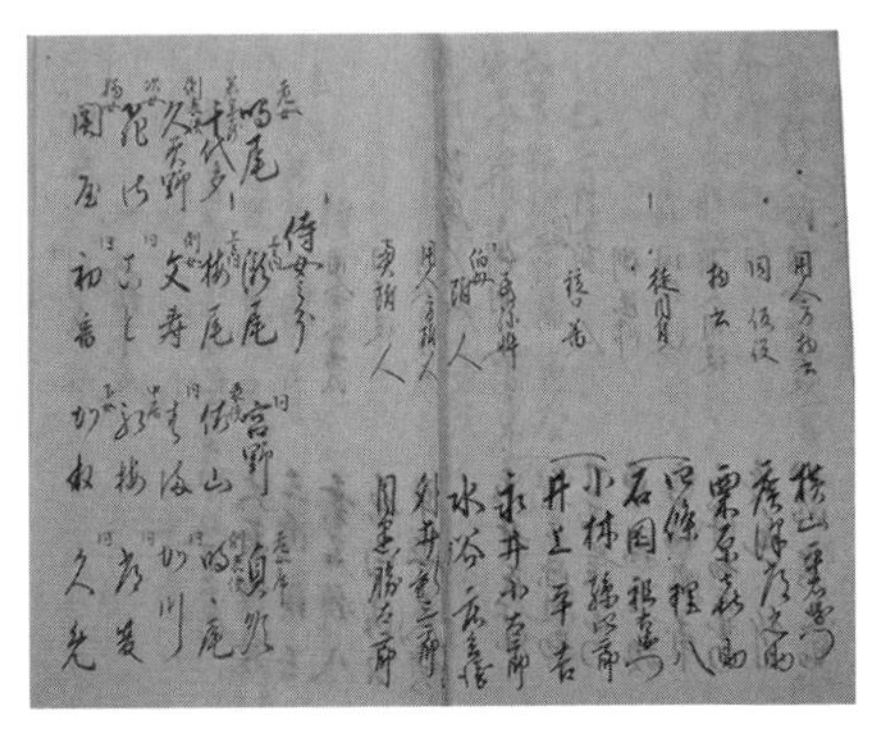

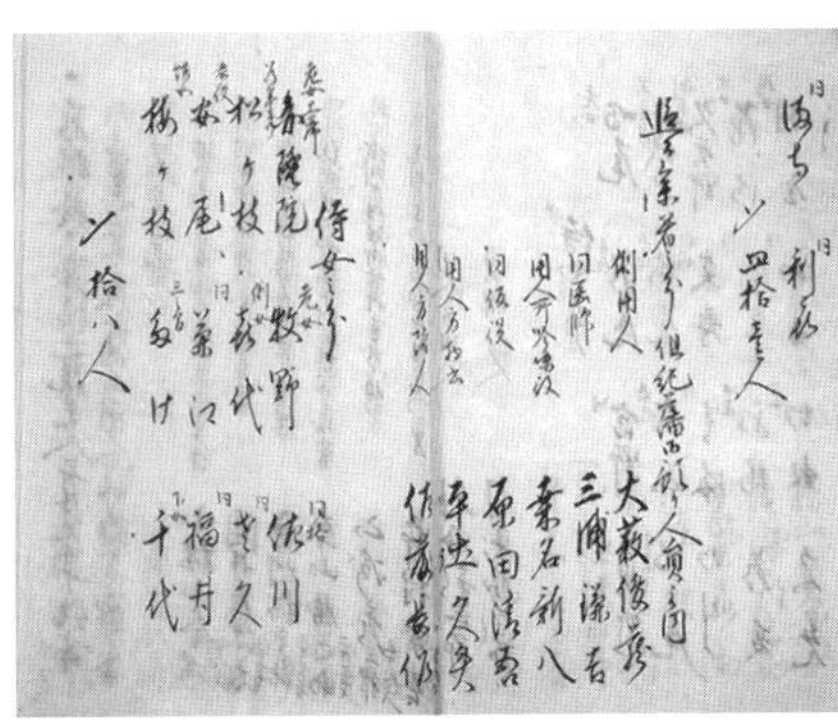

「巷説談」（筆者家蔵）

松平若狭伯母紀藩江御預被仰付候ニ付、同藩兵隊ヲ以護送致し、今十日東京紀藩赤坂邸江着厳重守衛相成候事

附属人名

側用人	永井民弥
	笹原源之助
伯母　附人	馬場與次右衛門
側医師	東條玄碩
同仮役	高橋順甫
附人用役	三澤勘左衛門
同	渡邊　新
用人所吟味役	八島岩之助
用人方物書	横山平右衛門
同仮役	廣澤常之助
徒目付	四條理八
	石岡祖右衛門
錠口番	小林孫四郎
	井上平吉

民弥倅　永井小太郎

伯母　附人　水谷庄兵衛

用人方附人　外井新三郎

奥附人　目黒勝太郎

侍女之分

老女　鳴尾　上々同　瀧尾　同　宮野　老女席　貞順

若年寄　千代多　上々同　梅尾　表使　佐山　側表使　時尾

側表使　久美野　側女　文寿　同　はま　同　かつ

次女　ひさ　同　こと　中居　新梅　同　常夏

揚女　関屋　同　初音　下女　かね　同　くめ

同　まち　同　りき

〆　四拾壱人

追々参着之分、但、紀藩御預り人員之内

側用人　大藪俊蔵

同医師　三浦鎌吉

用人所吟味役　桑名新八
同仮役　　原田清吾
用人方物書　平出久矢
用人方附人　　佐藤長作

侍女之分
老女上席　圓隆院　老女　牧野　同格　佐川
若年寄　松ヶ枝　側女　喜代　同　さく
表使　安尾　同　兼江　同　福井
端女　梅ヶ枝　三之間　たけ　下女　千代
〆　拾八人

最初の部分は、「松平若狭伯母」、すなわち喜徳の伯母照姫が紀州藩に御預けになったので、会津から紀州藩兵が護送して、明治二年（一八六九）三月一〇日に同藩赤坂邸に到着したことが記されているものである。あわせて、厳重に守られていると書いている。照姫一行は、二月二九日に会津を出立した(20)から一二日間の日程だった。会津と東京は、約二五〇キロ離れているので、一日約二〇キロ強となり、当時の人たちとしては、一日最高四〇キロぐらいで歩いたようなので比較的ゆっくりした旅であった。女性が多いことを考慮したものと思われる。

照姫に随行した会津藩の中奥および表の役人は、側用人永井民弥以下一八人である。その内訳は側用人二人、照姫付人二人、医師一人、医師仮役一人、付人用役二人、用人所吟味役一人、用人方物書一人、同仮役一人、徒目付二人、錠口番二人、民弥倅、用人方付人一人、奥付人一人であった。多くが中奥の役人、すなわち藩主の昼の日常生活の場を支える役人である。なお、前出『会津戊辰戦史』には、永井、笹原、馬場の名前はあるが、そのほかはまさに「其の外」となっていてこれまで知られてはいなかった(21)。

注目すべきは、御医師および同仮役の東條と髙橋であろう。女性が多いこともあって、医師を二人体制にしたものと思われる。また、新政府にとって罪人たる会津藩主の家族に対する会津藩側の人数としては、もちろん平時には比べものにならないだろうが、割合多いように思う。護送の紀州藩としては、被護送人数が増えればそれだけ護衛人数を加えなければならないので、この人数が会津・紀州両藩ぎりぎりの妥協線だったのであろう。こうしたところにも新政府の会津藩主家族への配慮がうかがえるといえよう。そして何よりも厳しい道中を藩医が同行するのは心強いものがあったであろう。病にむきあうためには、医師は何よりも心強い存在であった。

さて、侍女は、老女および老女席が四人で、老女席貞順は、照姫の義父容敬の側室である。側室であるが席次は照姫付侍女の第四位という格であることが判明する。また、以下の侍女のうち何名かは貞順付の女中であろう。若年寄二人、表使および側表使三人、側女三人、次女二人、中居二人、揚女二人、下女四人の二二人である。合計は男子一八人、女子二二人の四〇人であるが、「〆四拾壱人」となっている。おそらくその「壱人」は照姫であろう。資料は実に正確に記されているのではないかと思われる。侍女の多さも前述の会津藩士と同様で、照姫の通常の生活に支障が出ないように配慮したものだろう。

ところで側女の文寿・はま・かつの三人は容保の側室だろう。これまで、田川氏（喜代）と川村氏（さく）以外の側室は知られておらず、本資料が初出である。ただし、三人の側室がどのような出自で、その後どうなったのかに関して語るものは今のところない。

さらに、照姫到着の一〇日には到着しなかったが、「追々参着之分」として、敏姫の実母である圓隆院およびその随行員が記されている。「但、紀藩御預り人員之内」とあるから、圓隆院一行の場合、紀州藩以外で預けられた者は書かれていないことになる（もちろん紀州藩以外は考えにくい）。男子の内訳は、側用人一人、側医師一人、用人所吟味役および同仮役二人、用人方物書一人、用人方付人一人の合計六人で、やはりほとんどが中奥役人ということができる。もちろん藩医も随行している。

また、侍女は、圓隆院本人が「老女上席」と真っ先に書かれている。敏姫の実母ではあるが、八代藩主容敬の側室なので、あくまでも「侍女」の扱いの記載法である。しかし「老女上席」という最上の格を与えられている。ここからしても「若狭伯母」照姫は、新政府はもちろんのこと藩内でも別格の扱いを受けていることがわかる。これらは、会津藩側からの要望と紀州藩の妥協点であった。もちろん最終的な決定権は新政府側にあったものだろう。つまり会津の思いを新政府や紀州藩が最大限尊重したことが、このリストからうかがうことができるのである。そして重要なことは、先に述べた通り照姫随行員

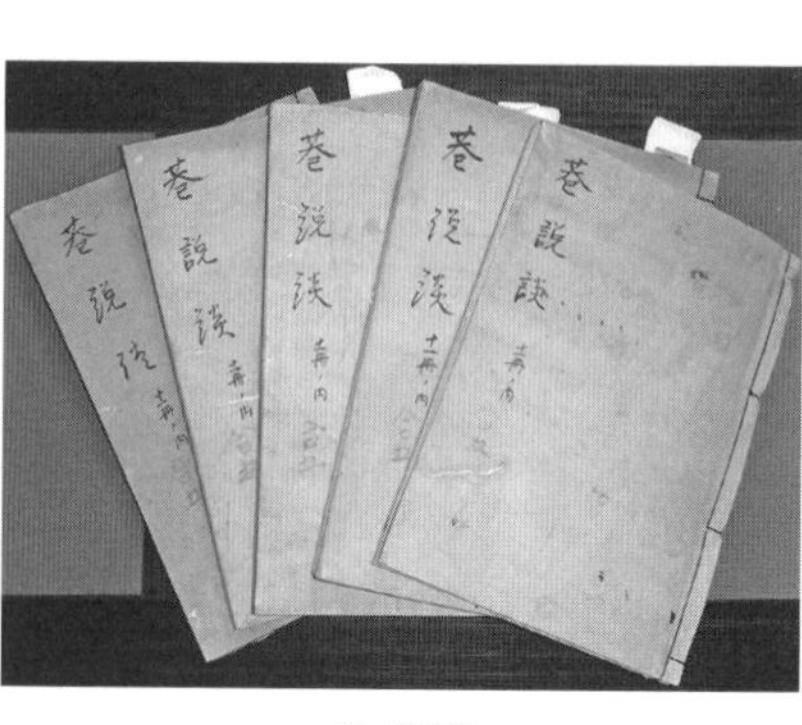

『巷説談』

の名は男子三人がわかっているだけであり、侍女らの名前は、このリストではじめて明らかとなり、かつ圓隆院の随行員名はこのリスト以外にみつかっていない。非常に貴重な記録である。なお、圓隆院は、先に述べた、美禰姫、容大を生んだ容保の側室二人（喜代とさく）に従い、会津御薬園にいたといわれる(22)ので、実際に紀州藩邸まで来たかどうか、現時点では、確認が取れていない。

ちなみに、照姫の侍女の中に「側表使　時尾」とあるのは、後に元新撰組の斎藤一（藤田五郎）と結婚して後妻となった高木時尾である。照姫侍女の中では二二名中八番目の位にあった。なお時尾は女中名であるが、明治になっても時尾で通している。

この新資料が収録されている「巷説談」（以下、本書）は、全五冊の写本である。主に明治二年の各種情報が収録されている、いわゆる風聞集あるいは風説留と呼ばれるものである(23)。ただ、第一冊目では、途中に安政四年巳年のハリス登城一件も収録されている。おそらく明治二年が巳年で安政四年と同じなので一緒にしてしまったものと思われる。そうした点はあるものの、明治二年当時の資料を収集した風聞集であることはまず間違いない。また、第二冊目「弊藩届書五通」とあって、内容から越後高田藩関係のものが多く、同藩関係者の風聞集とも考えられるが十分な確証があるわけではない。いちおう本書の筆写者は、同藩関係者ではないかと考えておくが、確定的ではない。なお、高田藩は、佐幕的な傾向もあって、新政府から疑いの目を向けられており、かえって長岡藩や会津藩攻めにも積極的であった(24)。そのため、新政府の動向に敏感で、なおかつ会津藩の扱われ方にも大いに関心を払っていたのではないかと思われる。なおまた、若松城外で新政府と闘い捕虜となった会津藩士を高田藩は預かったことから、こうした情報を収集していたのかもしれない。

さて、本章で紹介した新資料は第三冊目である。そこには松江藩主松平定安の建白書や横浜風聞書、会津藩やその同調者で会津戦争を戦った投降者の一覧などの中に、くだんの資料は収録されているのである。そしてさらに後の方では紀州藩にお預けになっている会津人から聞いた話として「会津若松城去秋官軍進撃スル、凡六万人城之四方山々より発砲スルコト雨の如し、城郭弾穴蜂の巣の如し、城構より出ル死体夥し会の死亡士分五百有余、雑卒ともに殆ト千人計りのよし」(25)と書きとめている。筆記者は、紀州藩に軟禁された会津藩士になんらかの伝により面会することが可能であったことが知られる。

さて、照姫が紀州藩邸に入った後、会津では先に述べたように容保の側室二人が、美禰姫および容大を生んだ。明治二年一一月、容大の家督相続が新政府から認められ、斗南三万石が与えられた。同年一二月には、容保が鳥取池田藩から紀州藩に預け替えとなり、それに連動して照姫は実家の飯野藩に戻ることになった。こうしたことから、照姫について江戸までやってきた随行員も何人かはそれぞれの人生を歩むことになった。たとえば、時尾のように、である。

本資料は、確かに名前だけのリストではあるが、そこから読み取れる情報は実に豊かといえるのである。もちろん、さらなる研究が必要であることはいうまでもない。

四・会津に優しかった大村益次郎

すぐれて西洋近代的な思考を持っていた大村がプランニングした会津藩主家族の処分は今日からみても妥当なものであり、それは合理的・理性的に行われたことが判明した。それを遂行したのが、三宮のような実務家と実際に従事したのが紀州藩などであった。彼らは、大村の意を体し合理的・理性的に遂行した。会津戦争はまさに近世から近代のはざまにあって、敗軍藩主家族の処遇にあたっては、近代的な戦後処理をしえた戦争であったといえよう。

ところで、いうまでもなく、斗南に入植した元会津藩士たちの苦難、辛酸は筆舌に尽くしがたいことだった(26)。しかし、明治新政府も彼ら会津藩を根絶やしにしようとしたわけでは決してなく、戦後の処理は比較的穏便に、内乱の長期化と自国民同士の諍いはできるだけ少なくして、万国対峙、国民国家の建設という新政府存立の目的にむかっていたといえるのではないだろうか。そのくらいペリー来航以来の西欧列強の東洋進出は、多くの日本人に影響を与えていたといえる。つまりそれは外患にむきあった結果なのである。

外患にむきあう点でも蝦夷地や下北半島の開拓は近代日本の防衛には欠くべからざるものだったのである。斗南の中心地田名部は現在むつ市だが、そのむつ市には大湊港がある。大湊はやがて明治日本海軍の重要軍港に発展したのである。日露戦争後、大湊の帝国海軍の軍艦は、平時は、オホーツク海の漁船防衛まで行っていたという。大湊の発展は元会津藩士の斗南入植が契機であったことは疑いのないところである。

近代日本の発展の陰にはこうした戊辰戦争敗軍の将兵の努力があったことを忘れてはならない。そしてその裏には大村のような冷静な実務家の合理的・理性的な考えがあってのことだったのである。さらにその意を体して、確実に実行した諸藩（照姫護送の紀州藩など）が従っていた。新政府の初期軍隊はこうした統制のとれた組織であったことが、今回紹介した資料からも理解される。こうした点が、会津藩関係者にも安心感を与え、ひいては佐幕的傾向を持つ者たちにも新政府にある程度心を開かせていったものと考えられる。つまり新政府の寛大な対応は、国内にくすぶる反対者を懐柔するためには、どうしても必要なものでもあったのだ(27)。これは、ある意味、新政府が内憂に対してむきあったといえるのではないだろうか。

ところで、イギリス人医師ウイリアム・ウイリスは若松城落城後、半月ほどたってから会津に到達した。ウイリスは捕虜が人道的に扱われているかを調査するために自発的に赴いたものである。そして思いがけずウイリスが目にしたものは、領主階級に対して非常に冷たい態度をとる会津の農民だった。ウイリスによれば、一般の農民は「残酷で無用な戦争を引き起こした」(28)会津藩主らに対して「敗北のさい切腹しなかったかぎり、かれらは尊敬に値するすべての資格を失ってしまった」(29)と考えていたという。会津藩は、実は足元の農民から恨まれていた。そのことは、藩士もよくわかっていたのだろう。新政府から選択を迫られた時、提示された会津猪苗代ではなく、未知の斗南を選んだといわれているのは、そうしたことがあったからかもしれない。ただし近年では、会津藩士が斗南を選択したのではなく、新政府からの一方的な決定ともされている。

いずれにしても一個人ではあるが、西洋人は日本人が人道的に捕虜を扱っているかどうかに関心があり、わざわざ訪問しているのである。戊辰戦争に関して西洋人の関心がどこにあったかを物語る重要なエピソードであろう。

ようするに、落城後の敗軍城主家族の処遇は、新たな統治者の政治的方向性を探るうえで重要な試金石であったのである。医者にして蘭学者大村はそのことをよく心得ていたということである。大村が籠城中の前会津藩主側室の出産に理性的・合理的にむきあうことができたのは、医学および蘭学・洋学を学んだことが大きいと思う。もちろん大村の個人的資質もあるが、理性的・合理的な学問的営為の賜物であろう。

第七章 廃藩時期の公務・子どもの死・出産

一．旧幕臣で静岡藩士、高橋泥舟の日記から

ここでは幕末三舟の一人として知られる、高橋泥舟の「公雑筆記」（明治四年正月〜十二月）（1）の内容の紹介を行う。その中で、泥舟が子どもの死や妹らの出産にどうむきあったかみて行きたい。

さて、「公雑筆記」が書かれた時期は、廃藩置県により、泥舟の属する静岡藩そのものが廃されるという激動期にあたっている。また、そのうえに東光寺御林一件も起きたり、また泥舟が支配する勤番組が外国人通行にあたって警備を担当していたり、曹洞宗名刹可睡斎一件や元浪士組で佐久間象山の未亡人を娶った村上俊五郎の騒乱など時代を象徴するようなことがらや事件が記されている。さらに泥舟を訪ねてきた人物には、門弟で静岡藩水利路程掛松岡萬や慶喜側近白井音二郎、龍馬暗殺の実行犯今井信郎、門弟にして妹桂（けい）の夫石坂周造などがいたし、泥舟の四男が養子に入った村山家や義弟山岡鉄舟の家とのかかわりを示す記事、泥舟の娘の死などの個人的な問題なども「公雑筆記」から垣間見ることができる。これらの記事に焦点を絞って記述し、明治四年という、まさに江戸時代以来の藩体制が終わる時

期に泥舟が何にどのようにむきあったのかをみていくこととしたい。

二．廃藩置県とは何だったのか（2）

新政府は、明治二年（一八六九）一月には封建的割拠状態の解消のための政策を推進するために、薩摩・長州・土佐・肥前の四藩主に「版籍奉還」の意見書を提出させていた。ただし、明治四年七月一四日の廃藩置県は、突然の出来事だったから、江戸から静岡への移住を決断し、やっと静岡に落ち着いた旧幕臣たちにとっては、ふたたび人生の選択を迫られる大きな事件であった。しかし「公雑筆記」の同年七月一四日には、廃藩置県に関する直接の記事はなく、七月一八日の条に、「長谷川又市より五門義御用多ニ付、忌中ニ者候へ共、調所限り罷出候様、織田権大参事より書付相渡候ニ付、申来ル」とあって、前田五門が忌中でも「御用多」なので「調所限り」出勤せよと織田権大参事から書付が来たとする。なお、この「御用多」は廃藩置県によるものと思われる。すなわち同日の後段で「一、同人より内実於静岡聞合候知事職御廢之義申来ル」とあり、織田権大参事の内話では、静岡で聞き合わせた知事職廃止の件を言ってきたということがわかる。ついで七月二一日に「知事様　御免之御書付、藩を廃し縣与被成候御書付、静岡より相廻ル、織田権大参事より之文通差越、右者知事様　御免職ニ付而者、此後所務之義是迄之通ニ而手戻り不相成様与之文通ニ候事」とある。ここからすると、藩知事は免職になったが、県と名前を変えた藩の業務はこれまで通りで、差支えがないように取り扱えとのことであった。したがって泥舟は以降も藤枝宿郊外の田中城の役所に出勤し、勤番支配組之頭としての仕事を相変わらず行っている。ただし八月二日には、「真野一来ル、此頃建白いたし候、今般三位様知事職御　免被仰付候ニ付、朝廷へ勤番組一同より歎願之義申出候ニ付、委細存寄教諭いたし遣候処、納得いたし罷帰ル」とあって、すなわち、真野一が泥舟の所に来て、徳川家達が知事職を免職になったが、復帰していただきたいと朝廷に対して勤番組一同から嘆願したいとの申し出があった。泥舟が、詳しく事情を話し、意見し、教諭したところ納得して帰ったという。こうした点からも、廃藩にショックを受けた藩士たちの動揺は激しく、それらを鎮めなければならなかった泥舟たち藩上層部の苦労がしのばれる。

そして年も押し詰まった一二月二四日に「夜ニ入長谷川又市静岡より相越、弥来ル廿八日新縣引渡之書付出候与申出候ニ付、比留へ一封差遣、五門江も明日早メ出局之段申遣」として、いよいよ二八日が静岡県への書類引き渡しになるので、比留莞尓に手紙を送り、また同じ田中勤番組之頭並前田五門へは早めに出勤することを伝達した。翌二五日は、「早メ出局」「諸書物取集置」、すなわち早めに出勤し、引き渡しの書物を取り集めておいた。二八日には「午時過新縣引継相済、旧官員先従前之通与之書面出ル」とあって、引継ぎが済み、旧官員はこれまで通りとの書面が出たと記している。藩知事以外は、多くが継続勤務になった。官員の全員解雇などは非現実的で、漸進的な改革であったことが理解される。

なお、泥舟が書きとめた静岡県士族の集計が九月二二日に以下の通り書き上げられている。

静岡縣士族
　惣計壱万三千七百六拾弐人
　内
拾人扶持取　　七拾弐人
八人扶持取　　弐百七十二人
七人扶持取　　五百五十六人
六人扶持取　　三千四十七人
其身一代　六人扶持　　拾壱人
五人扶持取　　七千弐百九十七人
其身一代　五人扶持　　七人
四人扶持取　　弐千百八十九人
改籍之者ニ而旧録（(ママ)）取調之上、増扶持可相成者
三人扶持取　　七十六人
被召抱旧録（(ママ)）其身一代
三人扶持取　　弐百三十五人
此扶持方　合七万千三百四十五人扶持
現石　拾弐万八千四百弐十壱石

但壱年　三百六十日　壱人扶持　百五合

官員弐千百二拾六人

内

奏任官　拾三人

同出仕　四人

判任官　弐百四十六人

同準席　百七十四人

等外官員幷　出役・附属其外等　千六百八十九人

右九月二日調也

この数は、各地の勤番組之頭が集計した数値を合計したものらしく、静岡県内の集計として比較的正確であると思われる。八月八日の条にも以下のようにあって、こうした数値を集計した結果と推定される。

一、四ツ時過中村庸蔵静岡より出張、直ニ惣人員調書相渡

帋雄より差越候書付

御支配人員

拾人口　弐人

八人口　四人
七人口　廿二人　五門殿ヲ加　都合廿三人
六人口　百八十一人　精一殿・川島宗端を加　都合百八十二人
五人口　六百九十二人
　　橋本松五郎ヲ加、早川佐蔵・田村次郎・林音三郎ヲ除都合六百九十人
四人口　百廿一人　清水善太郎・小島鍘一を加都合百廿三人
三人口　拾三人
〆千三拾五人
　内、御預り組四十人　差引　千三拾六戸
在職幷諸家御貸人二拾六人
　早川佐蔵・田村次郎・林音三郎を加
　　都合弐十九人
両頭衆幷在職其外共
　御支配
　　惣人員千六拾五人
辛未
　　八月五日調

田中勤番組は一〇六五人、静岡藩全体で、一三七六二人が、拠り所を失うことになった。

彼ら勤番組は、もともとわずかの扶持で、城およびその周辺の見廻りを役目として、江戸から駿河・遠江にやって来た旗本・御家人である。多くが内職等行ってその日その日を送っていた。江戸時代でいえば無役の小普請組である。したがって、彼らは、県の職員になることもなく、これまでのわずかな扶持もなくなり、今までよりもさらに厳しい生活を余儀なくさせられたものがほとんどであった。そこで江戸に戻るか、地域に土着するか、新天地、たとえば北海道開拓にむかうか、いずれにしてもみずからの才覚で未来を切り開かねばならなかった。何よりも生活にむきあわねばならなくなったのである。

三．廃藩と東光寺の御林

東光寺は、現在静岡県内には、静岡市清水区に二カ所、同市葵区に一カ所、島田市に一カ所、富士宮市に一カ所ある。このうち島田の東光寺が田中藩領であったこと（3）からおそらく東光寺御林というのは、島田市内の東光寺のもので、明治になって田中藩領から静岡藩の田中勤番組之頭の支配下に移管したのであろうと思われる。

東光寺御林の、泥舟「公雑筆記」での初出は、四月一二日で、「朝五ツ時前より東光寺御林山へ五門同行為見分相越、巡視いたし八ツ半時帰宅」とある。すなわち、東光寺御林山が、これ以前にすでになんらかの懸案事項になっており、この日、泥舟は前田五門を連れて巡視したことがわかる。次は五月一四日で「休日、夕刻静岡より支配へ相對替致候近藤精一郎・清水熊三郎両人、山岡より傳言有之由ニ而面會致、然ル處彼東光寺御林山之義、自分見込之處篤与承り、帰り候様与之山岡より申聞候旨ニ付、最前より之義荒増相談ス　猶此後引合者山岡より直ニ引合候様、傳言候様申聞置」とあり、この日は休日であったが、静岡から田中に支配替えとなった近藤・清水と面会した。その際、山岡鉄舟からの伝言で、東光寺御林の件は、泥舟の意見をよく聞いて帰ってくるようにとのことであったという。そこで泥舟は以前からの経緯を相談し、この後引き合いがあったら直ちに、山岡からその者に対応するようにと伝言を依頼したという。これだけではなお明確ではないが、さらに、同月三〇日には「静岡へ御用状差出、山岡へ東光寺之義ニ付、一封差出」とあって、静岡への御用状を差し出したついでに、山岡に東光寺の件を差し出したようである。また六月二九日にも「朝より伊佐来ル、前田来ル、東光寺山御林之義ニ付、御用状差越候義也」とあって、朝から伊佐新次郎が来たことがわかる。そのあと前田が来て東光寺御林の件で御用状が泥舟にもたらされた件で訪ねてきたという。七月一四日には「莞尓へ東光寺山受取候ニ付、石原孫一へ罷出候様可相達申談し置、附属者比留・永井之内、壱人罷出候様達し置」とあって、東光寺御林を受け取る段取りになったことを知ることができる。かくして、同一八日には「石原幷永井より昨日東光寺山引渡、無滞相済候段申出」とあり、引き渡しが滞りなく済んだことが理解できる。さらに翌一九日にも「黄昏石原相越、東光寺山御林之義ニ付、心得方承り度申出」として、石原が今後のことを尋ねてきたことがわかる。その後も、同月二五日「島田より尾貫・石川義、大塚斎へ用談有之由ニ而相越候付、幸、近藤精一郎外四名之者へ相渡候東光寺山御林之義申談、男谷へ一封相渡」、同二七日「午後金子宗蔵、男谷より之傳言之趣ニ而来ル、右者東光寺山御林引渡之義、近藤精一郎外四名へ割渡一条差支無之段申来ル」、八月七日「男谷へ返書差出、東光寺御林山之義也」、同二八日「男谷出岡（静岡に出ること：引用者註）、面會致候處、東光寺山御林之義云々申出、且西尾之方も弥大井川人足共へ者不相願候ニ付、當方ニ而速ニ相雇（釈文上は「致」が書かれミセケチとなっている：引用者註）候様可致、話し有之、直ニ打合済之趣ニ而平太殿へ申上、何れ帰田（田中に帰ること：引用者註）之上者速ニ願書進達之段申上置」、九月三日「御林之義山岡へ猶申聞置」「御林山受取置候樹木、近々切取候方可然候事」などとあって、どうやら引き渡された御林の材木は、売り立てられたと思われる。おそらく勤番組の長屋建設などに必要な資材を確保するために東光寺御林の材木が売られたのであろう。

一二月八日には「時ケ谷御林山云々之書面莞尓より差出、預り置」とあって、時ケ谷御林山も泥舟の管轄下にあったことが知られる。

なおまた、一月二五日の条に「中藪田御林山開墾之義ニ付、附属共召連、正十二字より相越候ニ付、出局不致、夕刻帰宅」とあって、中藪田御林山の開墾に関して、附属する者たちを召連、正午一二時より見分に行ったので、出局しないでそのまま、夕刻に帰宅したとする。勤番組の授産のための開墾と思われる。東光寺御林も材木を切り出した後はそうした開墾が計画されていたのかもしれない。生きていくために、利用できるものは何でも利用しなければ、という思いが行間から伝わってくる。

四・外国人の無事通行に従事する

明治初期の段階では、外国人の居住地は開港場に制限されていた。外国人の国内旅行や通行の際、不測の事態に備え、日本人武士による警備が行われたが、静岡藩の場合は、勤番組が行ったようである。たとえば七月一四日には「外国人甲州へ出立之よし、静岡同役より通達有之、即刻莞尓へ申談、懸川同役へ通達及ふ、岡部へ差出候者引上之義者、庨雄罷越候付、早々相達候様申来、両條とも五門へ申遣」とあって、外国人が甲州に出立したので、静岡の勤番組頭から通達があった。すぐに掛川の同役にも連絡した。岡部宿に出したものも引き揚げさせたので関係者に連絡したとしている。

八月五日、六日、七日、一一日、一四日、九月一七日、一一月七日、一二月一〇日、一一日にも記事があるが、同じような記事なので、ここでは割愛する。

ともかく外国人の護衛はいつもあるわけではないし、もともと攘夷的な思想の持ち主にはあまり気の進まない仕事であったと思われる。ある意味、勤番組のモチベーションをさらに下げるような業務であるが、仕事があるだけましといったところだったかもしれない。

五．曹洞宗名刹可睡斎の禅学校設立

可睡斎は、現在、袋井市久能にある曹洞宗の大寺院で、徳川家康が三河・遠江・駿河・伊豆の曹洞宗寺院の支配、すなわち僧録司を命じたことから発展したという。泥舟の四男偏通が養子に入った村山家の祖先金次郎が追手に迫られて切腹した寺院でもあった（4）。

その可睡斎の記事が、いくつか認められる。九月一五日には「夕刻より須永□丈（夫カ）、僧儘水同道ニ而相越、右者遠州可睡斎へ禅学校再興致し度候ニ付、為相談相越」とあって、可睡斎の禅学校再興のため相談に来たことが理解される。一〇月一二日の記事にも「夜ニ入僧儘水来ル、小原鐡心之筆幷可睡斎之書到来いたす」とあって、九月に泥舟のところに来たことがある僧儘水が夜やってきて、可睡斎揮毫の書をもたらした。翌一三日「午後より可睡斎名代役寺ニ而一雲齊与申者儘水同行相越、夜ニ入帰宅」とあるので、前日来た僧儘水が可睡斎の名代である一雲斎（5）と一緒に来たこと、泥舟は夜、帰宅したとする。さらにその翌日一四日「本日一雲齊・儘水共静岡へ相越、山岡へ罷出候由申聞候ニ付、鐡舟江一封相認差遣」とあって、この日、一雲斎と儘水が静岡に行き山岡鉄舟のところに行くというので、鉄舟への手紙を託したことが記されている。一一月一日には「山岡より書状差越候處、可睡斎之願筋可成早々静岡へ相廻り候様可相通与之事也」とあるから、鉄舟が可睡斎の禅学校再興の願いはなるべく早く静岡に回るようにされたいと手紙でいってよこしたことがわかる。可睡斎の禅学校再興願いが実現したかどうかは今後追求したい(6)。

「公雑筆記」の記事をつなぎ合わせると、こうした政治的内容が判明する。なかなか興味深い。

六．静岡藩水利路程掛、松岡萬

公務の記録の中で松岡萬という人物の名が何度か登場する。松岡萬は、泥舟の門弟で、当時は静岡藩の水利路程掛を務めていた。その名前の呼び方は、「つもる」(『日本人名大事典』一九三八年)か「よろず」(『静岡大百科事典』一九七八年、『明治維新人名辞典』一九八一年、『幕末維新人名事典』一九九四年)か、はたまた「ゆずる」(『生祠と崇められた松岡萬』一九九七年)か、「むつみ」(『静岡県歴史人物事典』一九九一年)か、ここではにわかには決めがたい。

萬の経歴を記しておく。萬は、天保九年(一八三八)江戸の小石川小日向に鷹匠組頭松岡古敦の子として生まれた。松岡氏は紀州出身であった。学問を幕府学問所教授や甲府徽典館学頭、御儒者などを務めた中村敬宇に学び、武芸は講武所で精進した。勤王派の幕臣で、清河八郎、山岡鉄舟、高橋泥舟と親交があった。特に泥舟の弟子でもあり、泥舟とは親しかった。静岡藩では、小島添奉行、水利路程掛、製塩方、開墾方など務め、さらに静岡県に出仕した。その後、警視庁に転出、大警部まで務めた。明治二四年(一八九一)に没した。享年五四歳。墓所は、東京市ヶ谷の長泰寺(曹洞宗)、また谷中の全生庵(臨済宗国泰寺派）にもある。

松岡萬に関する研究としては、川本武史『生祠と崇められた松岡萬』一九九七年（自費出版）がある。なお、萬の関連史料は、藤枝市岡部町岡部廻沢町内会所有の松岡神社文書が約一五〇件、島田市の池主神社文書が六六七点、確認されている。ともに松岡家から寄進されたものと聞く。ちなみに両神社は、地域の人々が萬の世話になったことから、萬が生きているうちに神として祀ったものである。

萬は、「公雑筆記」の二月九日の条から登場する。そこには「午前松岡萬来ル、午時より山岡同道、金谷へ罷越候由ニ而罷帰ル」とあって、午前中に萬が泥舟の所に来て、午後から鉄舟に同道して金谷に行くので帰ったとある。鉄舟は前日から泥舟の宿所に泊まっていたのであった。三月一日には「午後松岡萬来ル、堀川筋御普請之砌、勤番組借受候地面入用ニ付云々申出、右者元々示談を以借受候ニ付、其段申遣し、支配向へ直ニ懸合い候様申聞置」とあって、堀川筋の御普請に関して、勤番組が借り受けている地面が必要になったので収公したいと申し出た。これはもともと、示談を以て借り受けていたものなので、このことを申し遣し、また支配向へ直に掛け合うようにいっておいたと解釈できる。堀川筋が田中城周辺のどのところを指すかは定かではないが、萬は水利路程掛の仕事のために泥舟に協力を求めていたことが理解できよう。六月五日は「白岩銀太郎、松岡萬附属出役被　命候段相達」とあって、白岩銀太郎が萬の附属出役に命じられたことを達したという。

七．慶喜側近、白井音二郎

白井音二郎は、天保元年（一八三〇）生まれ、武州足立郡深作村出身で、祖父は郷士、父は旗本の家臣であった。白井自身は文久二年（一八六二）の浪士組に参加し、のち神奈川奉行支配定番や外国奉行支配別手組となり、慶応四年（一八六八）には新政府との折衝で小田原や駿府に出張した。その後、御小姓頭取支配御小人格奥六尺、御小姓頭取手附出役、中奥書記、明治二年（一八六九）二等家従、二等家丁など務めた(7)。泥舟が慶喜の命により山岡鉄舟を駿府の西郷隆盛のもとに派遣した際、鉄舟を陰で支援をした人物とされている。

明治四年の頃は、白井は静岡で慶喜付の家従・家丁を務め、「公雑筆記」に登場する。まず二月一六日の条に「白井音次郎義ニ付、五門沾急キ書状差出」とあって、白井の件に関して泥舟が五門に急いで書状をだしたことが記され、四月八日には「白井音次郎より差越、尤紺屋町家僕之者持参いたす」として、慶喜屋敷の家僕が持参して白井からの書状が届いたとあり、同月一〇日も「白井音次郎より書状相届、遠州開墾之義申越候也」とあって遠江の開発をいってよこしたという。これらは勤番組の窮状をみた慶喜が白井をして勤番組による遠江開墾開発（茶の栽培等）を行わせようとしたものと思われる。慶喜と泥舟との信頼関係が続いていたことがうかがえる。そのあと一二月一三日には「白井音次郎より文通来ル、時候見舞也」とあって、時候の挨拶ではあるが、慶喜のことも書いてあったのではないかと思う。

白井はその後、旧幕臣らが創業した相良石油に勤めたので、慶喜の側近として、幕臣たちの授産に意を用いた慶喜の思いを体現したのではないかと思う。

八．龍馬暗殺実行犯、今井信郎

慶応三年（一八六七）一一月一五日夜、京都近江屋で坂本龍馬と中岡慎太郎が暗殺された。犯人は幕府京都見廻組佐々木只三郎を首魁とするグループで、その中に見張り役として加わっていたのが今井信郎である(8)。明治二年（一八六九）箱館戦争で新政府に拘束され、今井本人が自供したことから、現在では龍馬暗殺の実行犯は見廻組とされている。今井は箱館降伏人として静岡藩が預かっていた。二月一〇日には「夕刻今井信郎外壱人酔倒ニ而来ル、高月・天野来ル」とあり、翌日「今井信郎昨日酔倒ニ而罷越候段、為詫来ル」と記される。二月一〇日に、今井がもうひとり誰かを連れてかなり酔っぱらって泥舟の所に来たようだ。高月、天野は心配してやって来たのだろう。翌日今井が昨日の無礼を詫びに来たとある。今井がなぜ酔って泥舟のところまで来て、何を話したのか、いっしょに来たのは誰かなど興味は尽きないが、それ以上は何もわからない。二月一九日には夕方、山岡鉄舟が静岡から来て、夜に今井と信太歌之助が来たことも知られる（「休日、夕刻山岡来ル、夜ニ入信太歌之助・今井信郎来ル」）。泥舟・鉄舟と今井と信太、いったい何が話題になったのか。龍馬暗殺の真相か(9)。これまた興味が尽きない。

今井はその後、静岡県島田の初倉村で暮らし、大正七年（一九一八）没した。今井の墓は島田の種月院にある。なお、牧之原市の大澤寺のブログに今井の件で司法省から静岡藩に渡された通知の写真版と釈文が掲載されている。その釈文を写真版と照合して、正確に読むと以下のようになろう。

庚午（明治三年一八七〇年）九月廿日申渡

静岡藩元京都見廻組
今井信郎

禁錮三年

右之者義本文禁錮年限相満候上者、平常之通相心得候様、於其縣申渡、其段可被届出候、此段兼而相達候也

壬申（明治五年、一八七二年－引用者註）五月廿四日　司法省

静岡縣(10)

写真版の下には「今井志津（信郎次女）伝」とあるので、娘志津に伝わったものであろう。ただし原本ではなく写本のようである。新政府としては、明治三年に禁固三年に処したわけで、通常考えると、今井の年限明けは明治六年、同四年にはまだ禁固のはずである。年限明けよりも二年も以前に今井が静岡藩内ではほとんど自由の身になっていたことは驚くべきことである。今井は二月一九日にも泥舟を訪

ねているのは、前述の通りである。

九．鉄舟門弟にして泥舟義弟、石坂周造

石坂周造は、天保三年（一八三二）、近江国生まれ、清河八郎・山岡鉄舟と刎頸の交わりをし、浪士組に参加した。清河が暗殺された時は、その首と同志連名帳を幕吏に押収される前に確保した。明治期には石油産業の振興に従事した。「石油」の命名者でもある(11)。石坂は泥舟の妹桂（けい）の婿で泥舟とは義兄弟にあたる。六月二九日の条に「午後駒井馬来ル、村上俊五郎より横須賀へ懸合候石坂忰養子一件之内話有之」とあって、石坂の倅の養子縁組の件で内々の話があったと書きとめている。七月二八日には「夕刻西京より罷帰り候由ニ而元浪士ニ而時々宅へ参り候福永正蔵来ル、山岡・石坂へ傳言相頼ミ遣」とあって、京都から来た浪士福永正蔵に鉄舟や石坂に伝言を頼んだことが知られる。一一月二日には「石坂平□来ル」とあって石坂の関係者の訪問を受け、翌日三日には「今朝石坂附属之者相越、面會、傳言之趣承り置、おけいより紋之付候短刀送り呉候様申来ル、猶傳言相頼置」とあって今朝石坂付属の者が来て、面会した。石坂からの伝言の趣を承りおいた。それによると泥舟妹「おけい」より紋の付いた短刀を送ってほしいと申し来た。そこでなお伝言を頼んでおいたとする。なぜお桂が家紋の付いた短刀を送ってほしいといってきたのかは不明である。家紋付の短刀といえばなかなか大事なものであるから、よ

ほどの理由であろう。

一〇・泥舟四男の家、村山家と田中城御亭（おちん）

泥舟の四男偏通（貫一）が養子に入った村山家に関しては「幕末三舟の一人、高橋泥舟研究覚書（4）泥舟四男村山偏通家の文書と村山家の由緒について」(12)で詳しく述べたところである。徳川家康の時代には旗本だったが、前述の可睡斎で切腹した。その子が佐賀鍋島家や福岡黒田家に仕官し大身に出世した。三代目が島原の乱ののち、浪人となって、さらにいつの頃からかふたたび旗本となり栄蔵の時、幕末を迎え、静岡藩田中勤番組となって泥舟の支配下にあった。泥舟の槍術の弟子でもあった栄蔵だが、嗣子なくして、明治三年に死んだので泥舟四男偏通が入って遺跡を相続した。その関係もあり村山家は、田中城本丸の御亭（おちん）を払い下げられた。その代金は泥舟の「公雑筆記」では一二月二二日条に「櫓拂代者弐百三十両也、其内金八十両納済相成」と書かれているので、二三〇両という大金で泥舟が購入し、そのうち八〇両は支払ったということになる。御亭は現在、田中城下屋敷公園内に移築保存されている。

「村山」は「公雑筆記」に、いくつか登場する。四月二八日条「郵山自普請建前いたす」とあるのは御亭の自普請かもしれない。八月四日は「夕刻村山へ相越、栄蔵一周忌也」とあって栄蔵の一周忌を執り行った。同七日にも「村山之子貫一悦（祝カ）義有之ニ付、相越、肴代金五百疋差遣」とあり、村山貫一偏通に祝儀があり、肴代として五〇〇疋を差し遣わしたとある。泥舟は一〇月一七日にも村山邸に赴いている。泥舟が明治五年に東京に赴いたのちも村山家の家政に関して意を配っているので、泥舟にとって偏通と村山家はとても大切だったのである(13)。

一一．海舟義弟、村上俊五郎一件

四月一二日の条に「夕刻山岡鉄太郎、飛馬吉同行ニ而相越、右者村上俊五郎一条ニ付、遠州邉騒立候義ニ付、同所へ相越候由也、一泊」とある。すなわち鉄舟が実弟小野飛馬吉(ひめきち)を連れて泥舟のところに来た。これは村上俊五郎一条の件であり、村上が遠州あたりで騒ぎ立てているので、その解決のため同所へ行くということのようであった。泥舟の家で一泊したということだろう。

村上は阿波の大工だったが清河八郎や山岡鉄舟、石坂周造と交流し、浪士組に参加した人物で、佐久間象山の妻(勝海舟妹)を象山死後娶った(14)。その村上が遠州で起こした事件で、山岡が弟を同道して解決に赴こうとしているわけだが、事件の内容は以下の通りである(15)。

牧の原開墾のため開墾御用(三人扶持)として佐倉村に移住した(16)村上は、農民を従え開墾するが、一部の農民と意見が食い違い、結局、農民たちが村上排斥の運動を起こした。農民の排斥運動に腹を立てた村上が、旧幕臣たちを集めて、運動の首謀者を懲らしめ、陣を張って気勢をあげたというものだった。四月一三日の「海舟日記」には「浅野、村上乱妨の内話、切腹或者入牢可然与云」とあって、妹婿の起こした事件にしてはかなり冷静な書きぶりで、悪くすれば切腹、よくても入牢が当然とする(17)。

この事件に関しては、泥舟も大いに心配しており、同一八日には「出局いたす、島田へ三郎平差遣し、山岡之様子為承候事」「夜ニ入山岡より書状来ル」とあって、出勤後、遠州島田へ三郎平を派遣し、山岡たちの様子を見させたところ、夜に入って山岡より書状が来たという。おそらくこの時点で事件は山岡の仲裁・斡旋で無事解決したのだろう。そのことを伝えた手紙と思われる。翌一九日には「山岡留守宅へ書状差出、尤昨夜保福島やへ相託し置」と書きとめているから、一八日夜には飛脚屋である「保福島や」に山岡の留守宅への書状を託している。二三日には「四ツ時過山岡来ル、安倍川留ニ付、一泊いたし候事」とあって、この日は事件を解決した山岡が泥舟宅にやって来て、安倍川の川止めとのことで、一泊することになった。事件の詳細を語ったであろう。「夕刻より山岡同道大久保へ相越、夜ニ入下條来ル」とあって、泥舟・鉄舟の親戚大久保家に行き、夜には下條がやって来た。山岡は翌二四日静岡に帰った(「山岡義五ツ時前静岡へ罷帰ル」)。

村上一件は、鉄舟の働き、斡旋で、また泥舟の見守りで大事にならず、村上は事なきを得た(18)。時代の変化にうまく適応していけない昔の仲間が騒動を起こす。それにもむきあわねばならない。実にたいへんな時代であった。泥舟日記からもそうしたことが垣間見られる。

なお、五月一五日には「山岡より石坂来ル、村上へ一封相托す」とあって、山岡から依頼されて石坂周造が来た。石坂は牧の原に行くのであろう。泥舟は村上宛ての手紙を石坂に託したとある。戒めの手紙であったのではないだろうか。この問題と関係があると思われるが、二〇日には飛馬吉が午後来て、夕方帰っている（「午後飛馬吉来ル、夕刻罷帰」）。さらに六月二九日には、先に石坂のところで引用したように「午後駒井馬来ル、村上俊五郎より横須賀へ懸合候石坂忰養子一件之内話有之」とあるので、先の村上一件とは別に石坂の倅の養子一件が村上から横須賀に問い合わされたのだろう。

一二．鉄舟家や泥舟家のことなど——泥舟娘の死と妹たちの出産

山岡家や鉄舟の記事に関しては、「公雑筆記」にはかなり出てくる。最初は一月二五日の「夕刻静岡より飛馬吉来ル、鉄太郎より□島之画差越」である。夕刻に静岡より鉄舟の使いで小野飛馬吉（鉄舟実弟）が来た。鉄舟より「□島之画」を飛馬吉に託してよこしたとのことである。二月八日には、「夜ニ入山岡来ル、一泊、前田来ル」とあり、この日の夜、鉄舟本人が来た。翌日、鉄舟は松岡萬と金谷に行くことになっていた（「午前松岡萬来ル、午時より山岡同道、金谷へ罷越候由ニ而罷帰ル」）。さらにこの日山岡から「土産」として「白紙百枚」が届いたとある。二月一九日にも山岡が来て、さらに前述したように今井信郎や信太歌之助も来て何やら話し合ったらしく、深酒だったのか翌二〇日もそのまま泥舟宅にいたので、出勤日にもかかわらず出勤しなかったとする（「出局可致之處、山岡義罷越居候ニ付、出局不致、歌之助来ル、八

ツ半時頃より罷帰ル」)。歌之助はこの日も来ている。

五月三日は「藤沢包太郎静岡へ罷帰り候ニ付、山岡へ同人之義、溝口へ相話し呉候様、猶亦相頼遣ス」とあって、藤沢を溝口に紹介する件を山岡に依頼している。

五月一四日は、以前東光寺御林のところで紹介した部分である。すなわち静岡より支配へ相対替した近藤精一郎・清水熊三郎両人が山岡より伝言があるとのことで面会した。その際、東光寺御林山のことは泥舟の見込をよく聞いて帰るようにと山岡よりいわれてきた。そこで以前からの概略を話して相談した。なお今回の件は今後山岡から直に引き合いになるように伝言したとする。難しい問題も山岡と連携して解決しようとしたことが理解される。三〇日にも「静岡へ御用状差出、山岡へ東光寺之義ニ付、一封差出」とあり、一四日と関連するものであろう。

六月一四日の条に「山岡より文通来ル、お桂義先月晦日出産、女子出生之由申来ル」とあって、鉄舟からの文通で、石坂の妻になっている、泥舟と鉄舟妻英の妹、お桂が先月晦日に出産したこと、女子であったことを知った。翌日にはその返事を山岡に書いたが、「三木知行所之義ニ付、山岡へ小島春樹へ相頼呉候様書状差遣」として三木知行所の件を小島春樹へ依頼するように鉄舟に書状を出していて仕事熱心でもある。

六月一九日には、「山岡より文通来ル、小児不快尋問也、猶直ニ返書差遣」とあって、泥舟の子ども(娘、一月十一日誕生)が病気になっていたことから、鉄舟から病状を尋ねる手紙が来たのですぐに返事を出している。具合が悪くなったことが書いてあるのは、前日の一八日で「小児不快不宜、宗端呼寄候處、拙者義同人宅へ罷越居、同道罷帰ル」とある。これは、子どもの具合が悪くなり医師宗端を呼びに泥舟宅から使者を行かせたところ、泥舟本人は同人の家にいたので、同道して帰宅したということだろう。おそらく一度診察を受け、薬を調合するためか、容体の相談のためか、泥舟が医師宗瑞の家に行っていたところ、また悪くなったと家から使いが来たので医師とともに帰宅したのであろう。ここからするとかなり重篤だったのではあるまいか。また、一八日の条には「新兵衛より五十借用」とあって、新兵衛から「五十」を借用したとしている。治療費に充てるための五〇両（五〇円）ではないだろうか。五〇両とすればかなりの高額である（「五十」を五〇文とするとかなりの少額である）。

さらにまた小児は二〇日「小児不快不宜」、二一日「小児不快危篤ニ付頼合、出勤不致」、二二日は目が離せなかったか「頼合、出局不致」とあり、二五日には「山内勝郎より小児不快尋問として菓子差越」と山内から見舞いも届いた。七月二日には、かなりの重篤で「午後より小児不快危篤ニ而、寸暇なく脛攣（ママ）いたし候事」と痙攣が続いていた。そのため翌日は出勤しなかった（「小児不快危篤ニ付頼合、不罷出」）。翌四日は「今朝より小児義追々落付、快方ニ趣く」とあるが、一三日には「小児不快危篤ニ付、川島来ル」となり、一五日には「小児不快、午後より少し落付、大ニ見直し候様子ニ成ル」とあるも、二一日には「出局、昨夜より小児義又々不出来、早朝川島呼寄候事」とあって、なかなか一進一退だったようである。

結局、九月三〇日「本日出局可致之處、風邪不宜、小児危篤ニ付、頼合不罷出、然ル處午後八ツ時過ニ到り小児俄ニ容体不宜、終ニ八ツ半時遠行、尤内々之義ニ付、不快之積を以五門へ頼合申談置」とあって、この日、風邪で出局しないでいたところ、小児が危篤になりついに午後三時ごろ小児が俄に容体が悪くなり、亡くなった。内々のことなので、自分の不快ということで五門へ勤務に関して頼んだとする。その日は「山岡・山内へ一通為知手紙差出、其外門人と（ママ）共へも為相知候事」として、鉄舟・山内、門人たちに喪中を知らせた。翌一〇月一日、門人たちが見舞いに訪れ、翌二日夜、藤枝の大慶寺（日蓮宗、円妙山、田中城の祈願所）で葬儀を行い、観実院の法号を付け、六日には初七日を済ませ、九日には大慶寺に今年の回向料一両を書状とともに送っている。一一月四日には観実院の三五日で「今日観実院三十五日逮（ママ）夜ニ付、配り物いたす、餅米有合候ニ付、餅為春候而、壱軒十七ツヽ配當いたす〇　壱升ニ付十八取」とあって、きちんと供養している。なお、観実院の葬儀を執り行った大慶寺住職は、一一月七日甲州引越しのため泥舟にあいさつに来た（「大慶寺住居、此度甲州へ引移り候付、為暇乞相越」）。

鉄舟との関係では、七月三〇日「山岡より文通来り、おこり之薬貰ひ度段申越、直ニ相渡遣ス」とあり、おこりの薬を依頼されすぐに送っている。

八月二〇日「午後山岡文通持参」、二二日「長谷川又市より書状差越、山岡よりも同断、三位様御出發日限之義也」とあって、鉄舟が、藩知事を免官になった徳川家達が東京に出発する件を伝えてきたので、二四日「四ツ半時御役宅出發、静岡へ罷出、夕七ツ時過山岡へ着」、と、家達に会うために静岡の山岡邸に赴いた。翌二五日勝海舟邸に廻り、二七日「朝五ツ半前より山岡同道、三位様御住居へ罷出候處小鹿へ御出、留守ニ而拝謁不致、夫より縣廳へ罷出」とあり、朝から鉄舟と同道して、家達住居へ行ったが、小鹿（現在、ＪＲ東静岡駅南方の地名）へ御出ましになって、留守だった。結局拝謁できず、それから県庁へ行ったとする。その日はいろいろなものを買い求めてもいる。「大慶直胤之刀拵付壱本金弐両」「白紙百枚、巻自子幷詩箋六・状箱六・手本一・系紙小本一、右ニ而金二両弐分」「唐墨一挺金壱両」などである。

またこの日の夜、鉄舟妻、泥舟妹英が男子を出生した（「おふさ義夜四ツ半時出産、男子出生いたす」）。翌二八日「山岡へ出産祝義与してきんちゃく相贈」として出産祝いに巾着を贈っている。巾着の中には何を入れたのだろうか。生まれた子の健やかな成長を祈る泥舟の姿が垣間見られる。

泥舟は九月三日田中に帰り、五日には鉄舟に手紙を送っている（「山岡へ文通差出、深山宇平太・服部紅蔵へ文通差出、石山道雄より申聞候養子願、延引いたし候段山岡へ申遣置」）。翌六日には「山岡へ大墨一挺相送ル」として鉄舟に大墨を贈っている。一二日にも手紙を郵送している。一八日には、前述の可睡斎の一件で、「出局前儘水来ル、山岡へ之書状三郎平へ相渡、同人義儘水同道為致山岡へ差遣候積り」三郎平が儘水と一緒に鉄舟の所に行くとし、翌日行ったことが記されている。一〇月の二六日には山岡邸が火に包まれたようで、「静岡山岡方へ一封差出、出火見舞等也」として出火見舞いを送っている。その後、二八日「山岡へ御役宅之儀ニ付、文通いたす」、翌一一月一日「山岡より書状差越候處、可睡斎之願筋可成早々静岡へ相廻り候様可相通与之事也」、一一月一四日「夜ニ入又市来ル、時計二ツ修覆相頼、山岡へ内文通同人へ相托す」など頻繁に連絡を取っている。

そして一一月一九日には「午後山岡より文通相届、披見いたし候処、茨木（城）縣参事被　仰付候付早々東京へ出發之由申来候ニ付、八ツ半時過より山岡へ相越」とあり、鉄舟から手紙が来たが、鉄舟が茨城県参事に任命されたので早々に東京に出発することになった。そのため急いで山岡に会いに行ったことが書かれている。その三日後の二二日「山岡義、今朝東京へ出發」「午後より山岡出立、黄昏罷帰ル」とあるので、鉄舟の出発が朝が午後になり、泥舟が田中に帰ったのが黄昏時だったことがわかる。一二月一日「山岡より薬差越」、四日「山岡より文通来ル、信吉妻出産、男子出生之由」とあって、鉄舟兄山岡信吉に男子が出生した知らせがあった。また、一二日「山岡・大久保共免職相成候段申来ル」とあって、山岡が免官になったことが記されている。さらに一五日「ふさより文通有之、鉄太郎義茨木（城）縣御用取扱与申名乗候ニ相成居候由申来ル」とあって、鉄舟妻からの手紙によれば「茨木（城）縣御用取扱」と名乗ることになったとする。なお、全生庵に残っている山岡の辞令では、茨城県参事任命が一一月一三日、参事免官が一二月九日になっている。

その後山岡の記事は、一二月二五日「長谷川又市今日静岡へ罷帰ル、山岡へ一封、明日出局之旨申遣し置」、二六日「午時半頃より藤枝出發、静岡へ罷出ル、七ツ時過山岡へ着」とみえている。二七日から翌年正月にかけては静岡で公務を済ませている。静岡での滞在先は鉄舟宅である。

明治四年、廃藩置県の時期の泥舟には娘の死があり、妹たちの出産があり、公私にわたって多忙だった。多忙にもむきあった泥舟であったが、日記の筆は実に淡々としている。娘の死は当時としても悲しいことであっただろうし、妹たちの出産は当時としても喜ばしいことだったに違いないが、泥舟の日記は短く事実を書くのが通例なので、行間を読むしかないのである。

一三．付加価値がつく？　三舟の書画

書画に関する興味深い記事がいくつかある。三月一五日には以下のような記事がある。

一、朝五ツ半時頃より井上へ相越
一、帯屋へかけ有之掛物ニ面白キ文あり、左ニ写
　八幡大現金　△
天照皇大福帳　○
　春日大迷惑　□
△　遠方昨今の者たりといへとも、銭も餘計をとらす、たとへ隣家・縁者たりといへとも、元直を切て賣事を慎むへし
○　高直は其時の値たりといへとも、遂ニ貧ほふの家となる、たとへ眼前の利細しといへとも始終の栄を

思ふへし

□　千人の客たりといへとも、一人の現金にはしかす、たとへ重々の貸ありといへとも、正直の人には進すへし

草山不可思議之政

帯屋にかけてあった、軸物三幅対の文字を書き写している。「八幡大現金」の下には「遠くから来た者、昨日今日来た者から余計にお金を取らないこと、たとえ隣家・縁者でも元値以下で売らないこと」、「天照皇大福帳」の下には「高値であっても貧乏になることもあるから、目の前の利がないといっても終生栄えるようにすべき」、「春日大迷惑」の下には「一〇〇〇人の客がいても一人の現金で買ってくれるのにはかなわない。何回も貸していても正直者には貸してもよい」と書かれていたとして、泥舟にはこれらがおもしろかったようである。

三月一七日には、「勝・山岡・自分之筆、岩井へ差遣候事」とあって、すでに明治四年の段階で幕末三舟、海舟・鉄舟・泥舟の三幅対が求められており、泥舟自身がかかわっていたことがわかり、書画骨董史上、興味深い。

四月六日には「三月廿九日松村惣五郎宅ニ而蔵軸一覧いたし候處、左之軸何れも正真之品与見受、珎らしき品也」と三月二九日のことを記している。確かに三月二九日には、「休日、朝五ツ時より濱當目村製塩所へ相越、午後より松村惣五郎立寄弁當いたし、同人蔵軸一覧いたす、夕七ツ半時頃帰宅」とあ

って村松邸に寄っている。それを四月六日に改めて書いたのである。そして見た名物として、明の趙友「山猟之圖」、明の仇英「阿房宮妃之圖」八幅、莆田の林子龍「枯木之鷹」、呂紀の「野猫二疋之圖草花」、明の雪澗「闗門紫氣之圖（人物也）」、楊樹聲の「山水（壱幅者大住村名主弥兵衛方ニ有之由也）」が書き上げられている。さらに「其外日本人之書画澤山所持也、山陽之書・藤湖之書・隆古之画等有之」とあって頼山陽や藤田東湖の物などがあったことを記している。このように鑑定を依頼されることもあったのである。

一四．市井の大事件　藩印盗難！

以上のように、泥舟の「公雑筆記」には、明治四年正月から一二月までの泥舟の身のまわりで起こった公務やプライベートな記事が記されている。それのみならず、市井の事件も一部収録されており、読み方によってさまざまに利用できる良質な史料である。最後にそれら市井の事件をみてみよう。

夜ニ入白子町烟草や渡世之者、上傳馬町酢屋某之娘与姪奔いたし候處、弥親類共雙方打寄、手荒之仕方ニも可相成哉ニ付、救助いたし呉候様申来候ニ付、三郎平より夫々説得為致、同丁年寄共呼寄引渡し遣（三月二九日条）

（夜に入って藤枝の白子町の煙草屋を営む者が、上伝馬町酢屋なにがしの娘と駆け落ちしたので、双方の親類が出張って手荒なことにもなったので、助けてほしいと言ってきた。三郎平に双方を説得させ、双方の年寄たちを呼び寄せそれぞれ引き渡した）

古澤鉚三郎為墓参東京へ出立掛、於吉原宿盗難ニ遭候ニ付、夫々及探索、同宿・定宿幷宿役人共書付取之、罷帰候段日高圭三郎申出、然ル處御藩印・御添状共被盗取候ニ付、則日前田義静岡へ罷出、右之段御届及ふ（七月二一日条）

（古澤鉚三郎が墓参のため東京へ出立した際、吉原宿で盗難に遭ったのでそれぞれ探索したが、見つからなかったので同宿の定宿ならびに宿役人たちの書付を取っておいた。そうして帰ったことを日高圭三郎が申出でた。そうしたところ御藩印・御添状とも盗取られてしまったことがわかり、即日、前田が静岡へ出て、このことを御届に及んだ）

真野之義中里より承ル、當時藤枝宿米屋之後家、同人宅へ相越居候由、右婦人義者一時同宿親族ニ而保福島や与申者方へ預り、右へ入れ置候處、右を破り、真野方へ相越候由也（十二月五日条）

（真野のことを中里から聞いた。當時藤枝宿の米屋の後家が、同人の宅へやってきて住んでいるとのこと。この婦人は、一時同宿親族で保福島やという者の方へ預かっており、そこへ入れ置いていたが、そこから逃れて、真野方へきていたということだ）

泥舟は、市井の民事にも大いに関心があったことが理解される。もちろん藩印や添え状が盗まれたことは由々しきことであった。

以上、泥舟の「公雑筆記」からは藩の公務、市井の事件から家族の生死など、泥舟のまわりで起こったさまざまなことがらが記されていた。淡々とした記事から泥舟の思いを読み取ることは難しいが、文字にしていないからこそ、かえって行間に悲しみや喜びを感じることができるのかもしれない。ここにも生と死にむきあった人間をみることができる。

第八章 災害にむきあった写真大名

一．写真大名尾張徳川慶勝の人となり

嘉永四年（一八五一）八月二七日、おりからの長雨により庄内川が八合目まで増水した（「文公自書類纂」一）。同年三月に入国して早々の災害、それも拡大する可能性に、尾張一四代藩主徳川慶勝は、すばやく動いた。まず、側近を現地に派遣し困難者（被災者）はいないかどうか確かめさせた。側近の報告ではこの日は困窮者はいなかったという。慶勝としては胸をなでおろしたことだろう。しかし、翌日、天王坊や長久寺への祈祷空しく、堤防が切れ「人家も水揚り候」との情報が入る。慶勝は、すぐさま側近や表役人を派遣して困窮者には金穀を支給した。

ここには、自然災害にあたって、領民を心配する近世領主の姿がある。たびかさなる災害にむきあった江戸の人々のひとりとして慶勝の姿があった。

ところで、慶勝は実におもしろい人物である。近年その人となりが明らかにされつつある（1）。たとえば、尾州茶屋文書「内密御買上物留」には慶勝が購入した、源氏絵・役者絵・美人画、風刺画、草双

紙・春画などが収録されている。「内密御買上物留」を分析した吉川美穂氏によれば、風刺画は、政治・社会情報の収集のために購入し、草双紙・春画は大奥用として、また、源氏絵・役者絵・美人画は「写真御用」のために入手したのだという。思うに写真撮影、構図研究のために源氏絵・役者絵・美人画を購入して観察したのだろう。それほど慶勝は写真に凝っていた。

本章では、尾張家一四代慶勝の履歴から説き起こし、その写真技術の実際、また写真作品を紹介し、慶勝の写真技術と作品を評価してみることとする。特に幕末から明治初期の名古屋城の写真は、名古屋城の建造物のほとんどが、太平洋戦争時のアメリカ軍による名古屋大空襲で消失してしまったことからしても実に貴重である。また、明治四年以降、慶勝は東京の下町に屋敷を構えるが、周辺を撮影する中で台風一過の洪水の街並みも撮影している。こうした災害写真を撮影した慶勝の思いにも触れてみたい。

二．慶勝の履歴――写真研究以前

慶勝は、文政七年（一八二四）三月一五日、江戸の高須藩邸で生まれた。高須藩は尾張藩の支藩で、尾張家二代光友の次男義行がたてた家、尾張家に跡継ぎなき場合にそなえて継嗣を確保するため相応の家柄を有していた。父義建（高須家一〇代）は水戸徳川家六代治保の二男義和の第二子、母も水戸七代治紀の娘、すなわち九代斉昭の姉である。したがって、慶勝は、斉昭の甥にあたり、一五代将軍慶喜とは従兄弟という間柄になる。なお、慶勝には、弟が三人あった。すぐ下が、茂徳（尾張家一五代当主、一橋家当主）、その下が容保（会津藩主・京都守護職）、末弟が定敬（桑名藩主・京都所司代）で、四人が四人とも幕末・維新に一定の役割を果たし、今日「高須四兄弟」と称せられる。

慶勝が尾張家を継いだのは、嘉永二年、二六歳の時である。尾張家は九代までは自前の跡継ぎを立てることができたのだったが、一〇代に一橋家から斉朝を養子に迎えたのを皮切りに、一一代斉温は将軍家から、一二代斉荘は田安家から、一三代慶臧も田安家からそれぞれ迎えざるをえなかった。これらを幕府からの「押し付け養子」と称し、藩政混迷の一要因とされている（『新修名古屋市史』第四巻）。一三代慶臧が亡くなると、幕府は田安慶頼を押し付けようとしたが、尾張の国元では、そうなれば国元の金穀は一切江戸に送らないという気概を見せたため、幕府は高須の慶勝の尾張一四代当主就任を認めざるをえなかった。尾張の輿望を担って藩主になったとはいえ、いわゆる「落下傘当主」であることにかわりはなかった。したがって就任直後の慶勝が力を入れたのが、領民の動向把握と家臣団の自分への収斂であったことは想像に難くない。そのために冒頭のように自然災害での民衆の慰撫が行われた。また、家臣団把握のために、慶勝時代の尾張藩では「書記的役職の役人に至るまで鉄砲をもたされた」と称されるように、慶勝主導による徹底した砲術導入が図られたのである。そのため慶勝は、参府の留守中も藩士たちが軍事訓練をサボタージュしないように各流派ごとに、師範氏名・役職・参加門人数、皆勤者数を書き上げさせていた（「師家姓名」名古屋市蓬左文庫所蔵）。皆勤者のいない師範にはなんらかの咎めがあったと思われる。

さらに、慶勝はペリー来航直前には、幕政参画の意欲を示し、薩摩藩主島津斉彬や福岡藩主黒田斉溥、伊予宇和島藩主伊達宗城などと外交や政治情勢にかかわる情報交換を行っている。特に黒田のペリー来航直前の対外建白書には御三家筆頭として最大限の援助を惜しまなかった。実際ペリーが来航して幕府が弱腰的な外交を展開すると、慶勝は、斉昭と同調して強硬な態度で幕政に関与しはじめ、親戚筋の若年寄から「少しは発言を遠慮されたらどうか」と申し入れられる場面もあった。しかし、慶勝の幕政参画の意欲は強く、こうしたことが、安政五年の大老井伊直弼を詰問する不時登城一件に発展し、井伊から隠居・謹慎を言い渡された。慶勝三五歳。人生最大の挫折だった。

三．慶勝の写真技術――最近の研究成果から

隠居・謹慎を言い渡された慶勝は、江戸下屋敷戸山邸（現在の新宿区戸山一丁目）に引きこもった。失意の慶勝がそこで、全身全霊で打ち込んだのは、当時最先端の西洋文明であるところの写真術だった。最初の成果は文久元年（一八六一）九月の本人の肖像写真である。

ところで、ここで写真術の伝来と日本における写真術研究に関して簡単にまとめておく。

写真術の嚆矢は、一八三九年のフランスにおけるダゲールの銀板写真である。これは、銀板もしくは

銀メッキした銅板の表面に水銀の蒸気をあてて撮影し、現像すると銀板（あるいは銀メッキした銅板）上に左右逆の陽像（ポジ）が現れる技法である。この技法がわが国に伝わったのは技術開発九年後の嘉永元年（一八四八）であった。当時としては高価なこの銀板写真の機材を購入したのは薩摩藩主島津斉彬、配下の蘭学者などを用いて撮影に成功したのは、安政四年（一八五七）九月である（現在、慶勝のコレクションと思われる銀板写真は一点しか存在しない）。アメリカでは銀板写真はかなり遅くまで人気があったが、日本では一八五一年にイギリスのアーチャーによって開発されたコロジオン湿板写真に取って代わられた。コロジオン湿板写真は、まず、ガラス板にコロジオン溶液（アルコールとエーテルの混合液に硝化綿を溶解させた液体）とヨウ化カドミウムなどを混合した溶液を塗布する。それを硝酸銀溶液に浸して撮影する。それを現像するとガラス面に陰像（ネガ）が現れる。この裏に黒い紙をあてると陽像が現れ、またガラス原板に鶏卵紙を密着させプリントすると紙上に陽像が現れる。ガラス原板に黒い紙をあてさらに木などで補強して、ガラス原板をそのまま見るものをアンブロタイプという（このタイプは慶勝の写真コレクションに多数残されている）。日本におけるコロジオン湿板写真の研究は、薩摩島津家やその機材を継承した福岡黒田家、そして尾張家でも行われた。その研究の中心にいたのは慶勝である。

現在、徳川林政史研究所には、慶勝の残した直筆の実験ノート類が残されている。たとえば文久二年（一八六二）八月の「旧習一新記」は、そのタイトルがこれまでの方法に変わって新たな技法を開発したことをあらわしているが、それは慶勝が、謹慎を解かれ政治的に復権を果たして政治活動を再開した時期にもあたっていて、公私共に充実した生活を送っていたことを示している。また、同じく慶勝直筆「諸品新聞書」にはコロジオン溶液や硝酸銀溶液の調合法や現像の鉄液、ハイポ（現像定着液）、水洗、乾燥さらに鶏卵紙などに言及している。

そして直筆「写真陰像留書」は、「旧習一新記」とセットで作成されたもので、内容は慶勝の側近の名前が書き上げられ、被写体として協力したのが側近たちであったことを示している。加えて慶勝の御手許金の出納帳「前大納言様御手許金納払帳」によれば、慶勝の写真研究費用は御手許金から支出され、小納戸戸田五郎兵衛が、慶勝の写真御用の中心的存在であったこと、尾張藩の洋学者伊藤圭介や大垣の蘭学者小島柳蛙、尾張藩の御医師中島三伯・石黒済庵・石井隆庵などが協力していたことなどがわかる。なお、戸田は長崎遊学中の福井藩士にも手紙を出して協力を求めている。そのほかにも、柳河春三・辻輔・中野隆甫・上野彦馬・同幸馬・鈴木真一・松本良順・内田九一などの名前を挙げることができる。多くの協力者と御手許金という潤沢な資金により写真が撮影・現像され、今日に伝わったのである。

ところで元治元年（一八六四）八月に慶勝は、禁門の変を引き起こした長州藩追討の征長総督に任命された。当初は固辞していたが、一〇月には全権委任を条件に引き受け大坂で軍議を行う。従軍した側近の戸田は大坂で、写真のための薬品を調達しているし、また長崎に派遣された尾張藩士が写真の薬品や技術情報を収集していることもわかってきた。そして、総督本営のおかれた広島では、慶勝は公務の

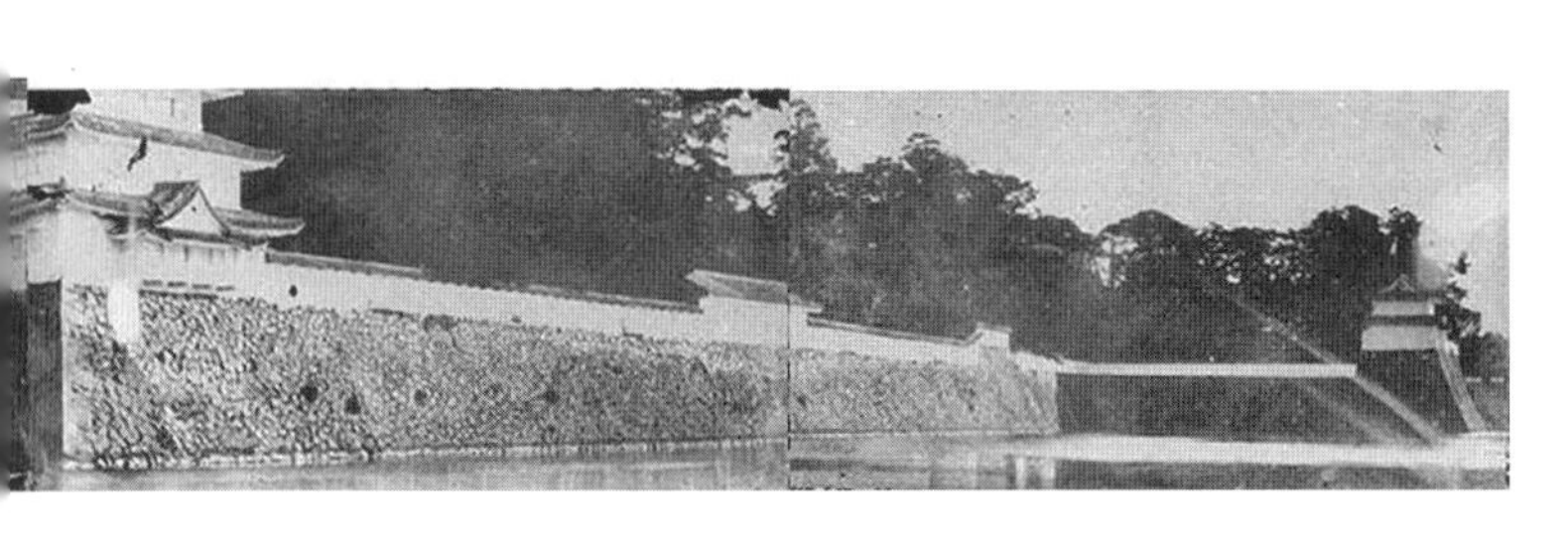

かたわらたびたびカメラをかまえ貴重な写真の数々を残すこととなる。
以上により慶勝の写真術は、側近や医師、蘭学者の協力のもと、資金は御手許金から支出されて、慶勝本人の強い志向により行われたことが理解され、実験と試行を繰り返しながら高水準にまで高められた。その期間は文久から明治期までおよび、写真作品とそれを生み出した事情を知りうる記録類が残っていることは当時としては他に例をみない。次節ではその作品をみていく。

四・慶勝の写真作品——名古屋城の写真を中心に

慶勝の写真作品の中で、もっとも注目すべきは名古屋城であろう。それら名古屋城撮影写真の中で興味深いのは深井丸清洲櫓を中心とした連続写真（①）と三丸御屋形の連続写真である。これらの写真はもともと写真アルバムに一点ごとに貼り付けられていたものであったが、写真目録編成のための調査の段階で、複写写真を撮影して試しにそれを並べてみたところ連続した写真であることが判明した。日本における連続写真の初期作品の中でももっとも早いものと考えてよいだろう。①では、現存している建造物は清洲櫓のみで、他はいずれ

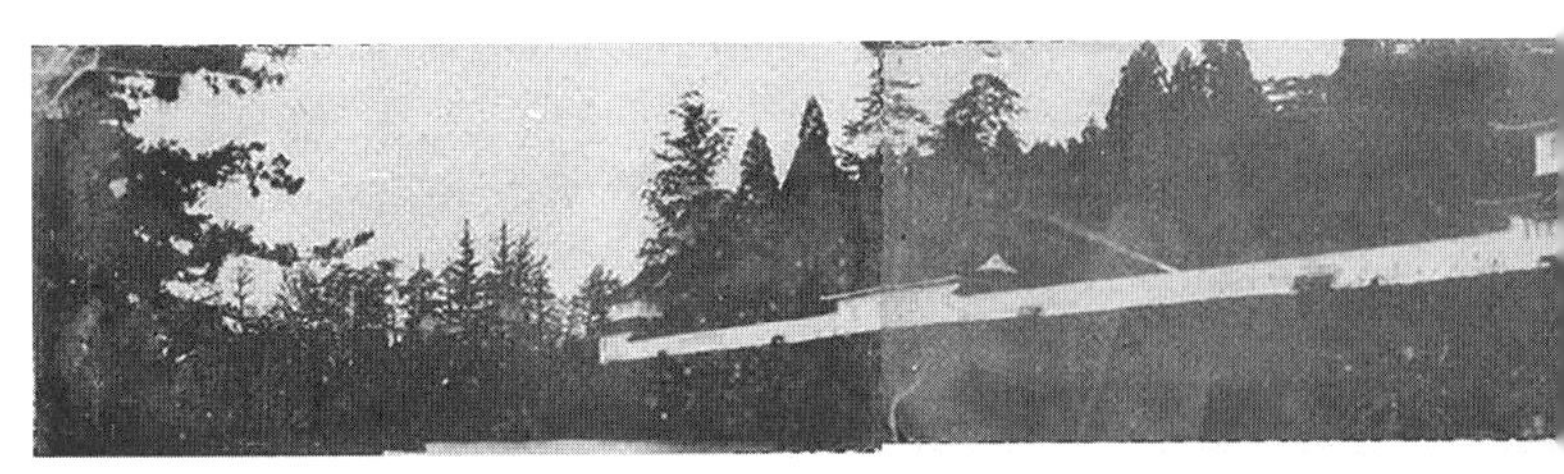

①深井丸清洲櫓を中心とした連続写真（徳川林政史研究所蔵）

の建物も現存してはいないので実に貴重である。おそらく、明治四年（一八七一）の廃藩置県にともない、東京移住を命じられ名古屋を離れる以前の撮影と思われ、幕末から明治初期の名古屋城の様相を今日に伝えるうえでも重要な写真であろう。連続写真の撮影には三脚などの回転する台を用いたと推察される。なお、これら連続写真には、熱田の東浜御殿から西浜御殿方向を撮影したものもある。

また、形態的に興味深いのは立体写真である。天守閣や清洲櫓、同櫓遠望、二丸から本丸未申櫓方向を撮影したもの、二丸黒門、西丸月見櫓などである。後世の立体写真は、二つのレンズで同時に撮影するが、慶勝の立体写真は二つのカメラを用いて撮影・現像し、合体させたもののようで必ずしも成功してはいないが、慶勝のあくなき探究心には驚かされる。立体写真は、名古屋城のほかにも京都での宿所知恩院の本堂背面や同向本堂右、孝明天皇から下賜された花生、二条家で提供された料理、さらに広島城三丸南門方面遠望などがあり、立体写真は、長州征伐という非常時でも慶勝の心を放さなかったものとみえる。

以上の形態的におもしろい写真のほかに、アングルとして珍しいのは、二丸の桜の間、同梅の間、逐涼閣や迎涼閣、御文庫、南波止場などである。これらは藩主でなければ決して撮影することができない建物や場所である。同様に慶勝が謹慎した江戸下屋敷戸山邸の座敷（②）や町屋（小田原宿を原寸大に再現した「武士達の聖域」（2））、琥珀橋などの写真も慶勝でなければ撮影は困難で、これらの写真が現存していることは奇跡に近い。

さらに珍しいアングルでは、付家老竹腰正諟の三丸屋敷、成瀬正肥の中屋敷がある。前者は、二丸太鼓櫓から撮影したもので季節は冬である。竹腰は、慶勝とは折り合いが悪かったといわれるので、慶勝が自邸を撮影しているのをどんな気持ちで見ていたのか、想像するだけでも楽しい。太鼓櫓からは、ほかにも名古屋天王祭礼山車行列を撮影している（3）。冒頭で触れた庄内川出水に際して庶民に対してみせた配慮を思うと、ここにも慶勝が庶民へのやさしいまなざしを注いでいたと信じたい。

慶勝の写真は、基本的に記録写真である。確かに洋画や浮世絵などにより構図の研究をしたと考えられるが、その実態は不明である。当時の技術水準では試行錯誤の中で追求せざるをえなかったのは想像に難くない。連続写真も立体写真も、それ以外もいずれも貴重で無二の文化財である。問題は、慶勝の

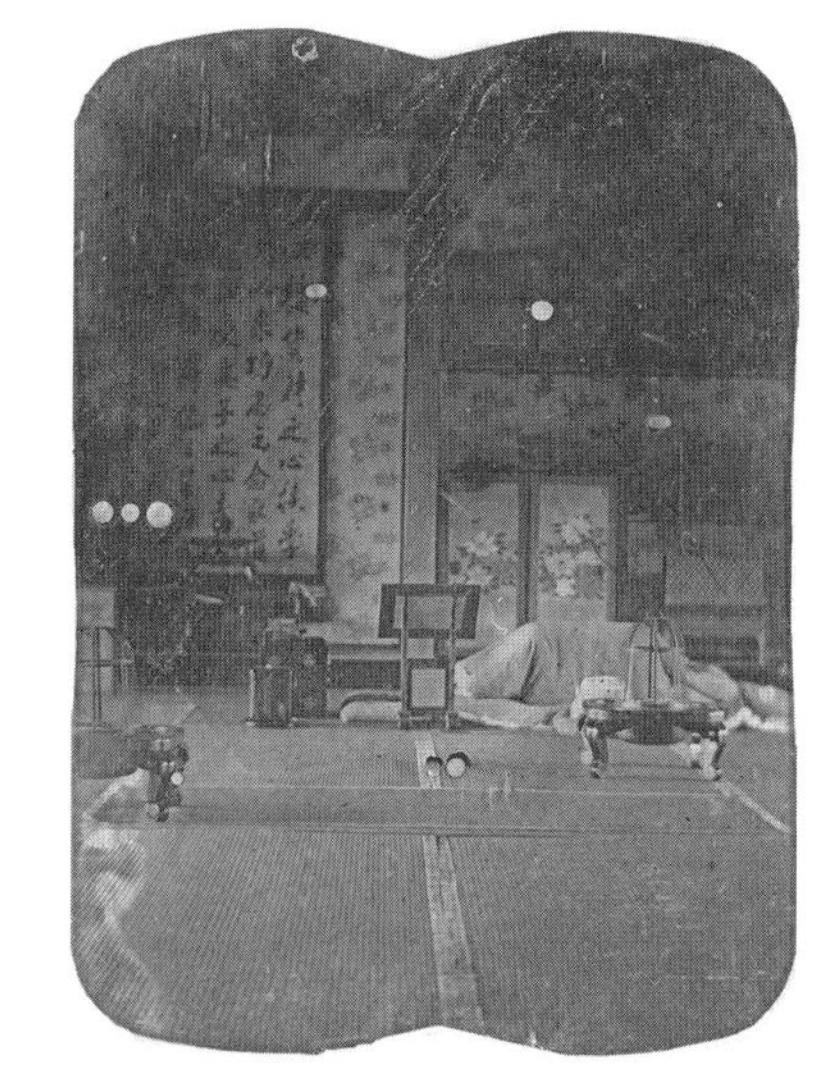

②江戸下屋敷戸山邸の座敷（徳川林政史研究所蔵）

写真がなぜこれほど多く、また周辺の記録も含めて残ったのか、である。慶勝の写真には慶勝の直書があったり、記録も直筆だったりする。私見だが、近世の人々には、藩主に対して、今日の私達が想像も困難な「不可侵」の心性があったのではないかと思う（第五章参照）。将軍や藩主、領主に対して家臣や領民は不可侵の対象としていたのではないかと思うのだ。藩主みずから撮影し現像しプリントして整理した写真群と記録群、これもまさに不可侵なものだったのではないか。だからこそ尾張家では大切に保存し複写してきたのだと思う。夷狄の術、写真ではあるが、藩主が入れ込むことで夷狄の術ではなく、伝承すべき技術、文化に変貌したのである。ここには西洋近代文明の受容の一形態があるように思われる。それを日本で唯一といっていいほどの量と質をもって伝えているのが慶勝の写真と記録であることを指摘しておきたい。

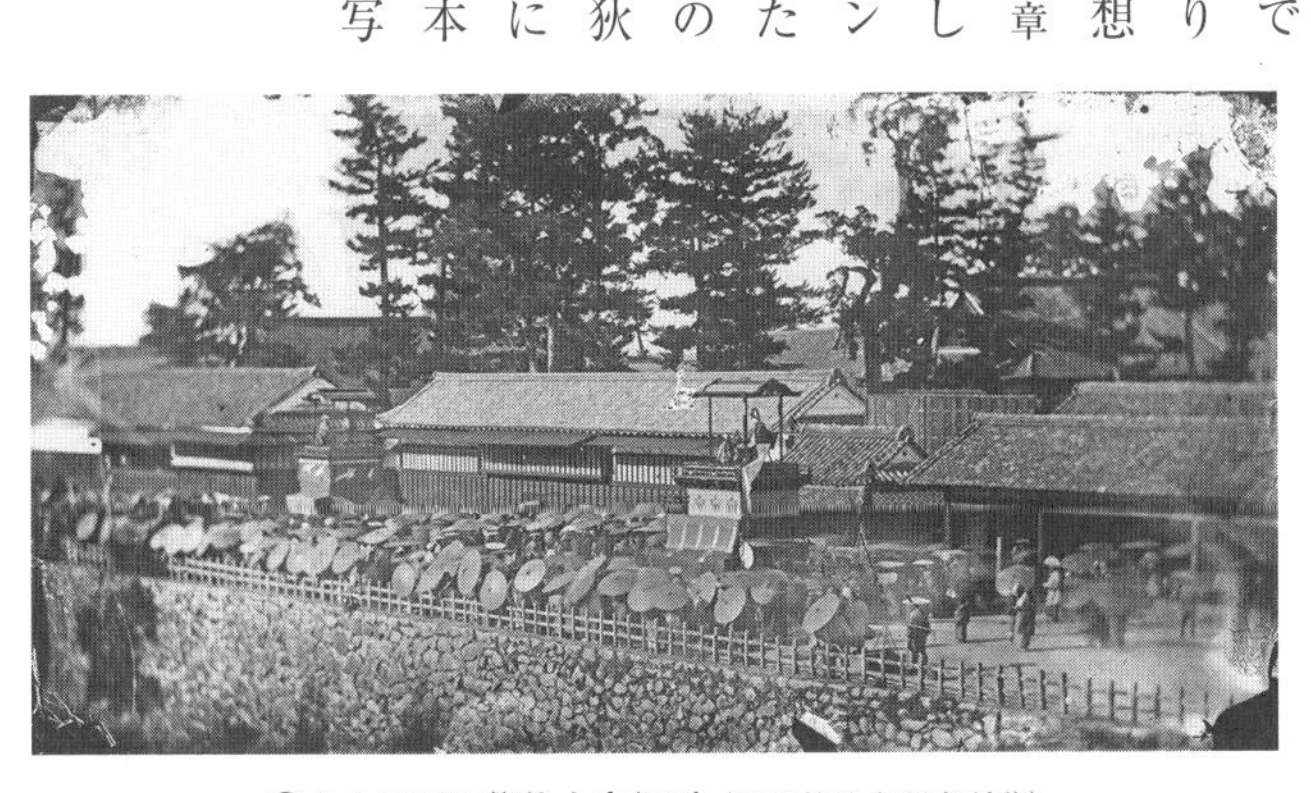

③名古屋天王祭礼山車行列（徳川林政史研究所蔵）

五・慶勝、維新後の人生

明治一一年（一八七八）、慶勝五五歳の時、兄弟一堂に会して撮影した写真がある（④）。茂栄四八歳、容保四四歳、定敬三三歳。兄弟いずれもが、今日の実年齢よりもずっと老けているように見える。幕末・維新という時代は、これほど人を早く老けさせる時代だったのかと思わせる写真である。時代の激流の中で領主としてもがきつづけた苦労のあとがしのばれる。

慶勝は、謹慎中に宥免に動いてくれた長州藩主毛利敬親を攻める側、それも総督となった。それだけに直接交戦することなく、三家老の切腹などで長州藩の恭順を認め、終戦へと導いた。この措置に容保・定敬や一橋慶喜は大いに不満だった。これで長州は対幕府戦争への準備時間ができた。この後の長州再征に、慶勝は反対したが受け入れられず、幕府軍は長州へと進撃する。しかし長州軍が幕府軍を藩境から追い出し、さらに結束を固める。それを薩摩が見て裏から支援する。そのうち孝明天皇が突然死して、後ろ盾を失った慶喜はいわゆる「大政奉還」（政権奉還）して起死回生をはかるも、岩倉具視・大久保利通・木戸孝允ら王政復古派のクーデターが成功し明治新政府が成立した。新政府による国家樹立を支持する慶勝も藩論を勤王に統一し、御所を守衛、さらに東海諸藩を勤王に誘引し、美濃・信濃に出兵して明治新政府軍の東征を支援する。さらに、江戸城の無血開城でも尾張藩が受け取りを行って、人心の収攬に寄与した。

思うに、これら慶勝や尾張藩の働きがなければ、戊辰戦争は日本人同士の殺戮が繰り返され、もっと凄惨なものになり、最終的には西欧列強の介入を招いたかもしれないと考えられる。外国人居留地のある横浜・江戸が戦火に見舞われたら西洋列強は軍事介入を行ったに違いない。日本が植民地化を免れ、すばやい近代化を果たした要因のひとつに慶勝が主導する尾張藩の新政府への寄与があったことは間違いないところである。西洋近代文明の粋である写真術を通して西洋なるものを十分知っていた慶勝だからこそ、こうした先が見えていたのだろう。

しかし、その後の明治政府の中で慶勝が政治的に重きをなしたり、尾張藩関係者が権力を手にしたわけではない。慶勝は、徳川宗家と明治天皇との和解に

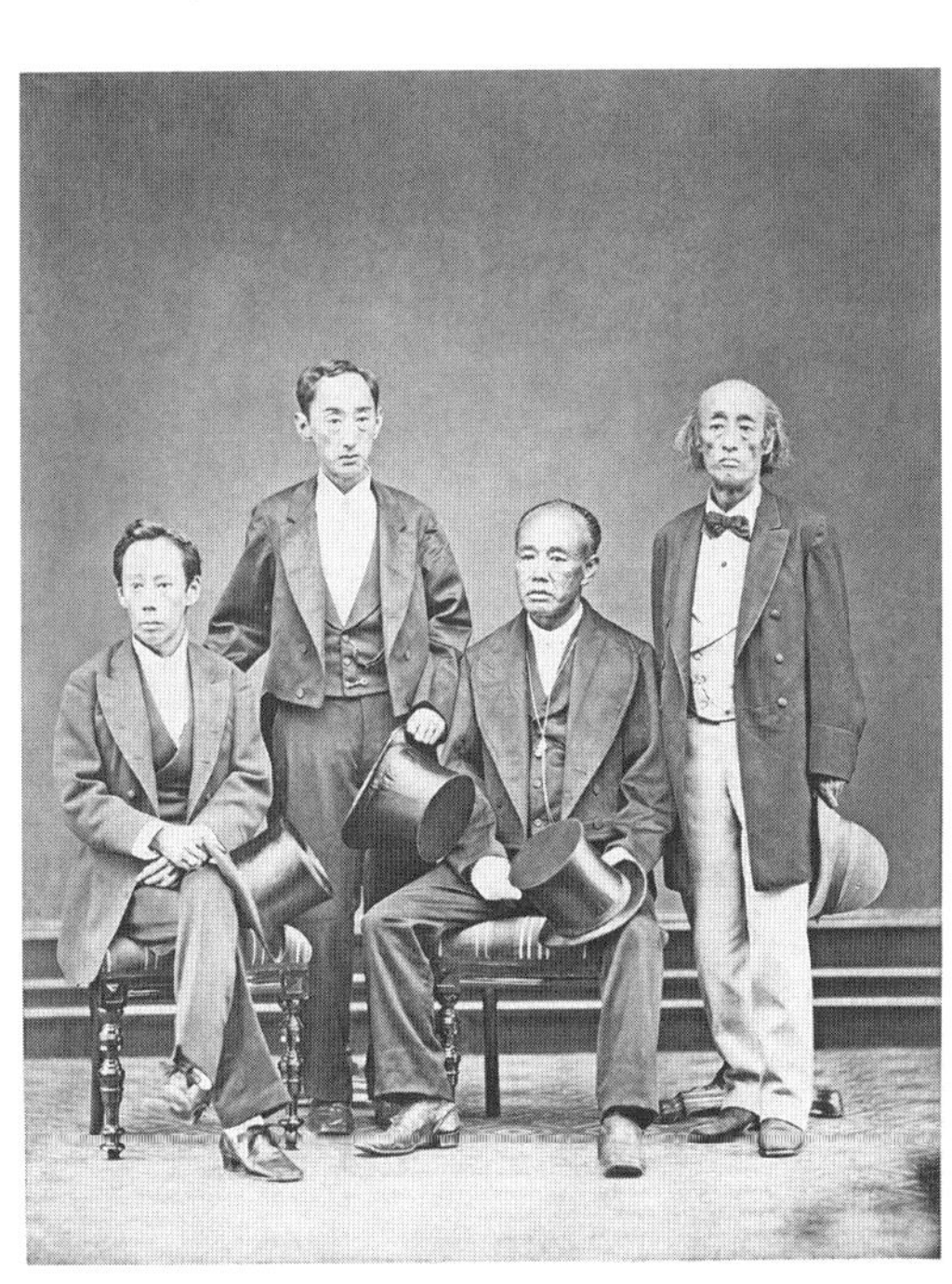

④兄弟一堂に会して撮影した写真

（右から、徳川慶勝（55歳）、一橋茂栄（48歳）、松平容保（44歳）、松平定敬（33歳）、徳川林政史研究所蔵）

動いたりしただけで、あとは墨田川河岸の屋敷に住み、時々カメラを持って、周辺の町屋を撮影したりして悠々自適に過ごした。ここに台風一過の東京の街を撮影した慶勝の写真がある⑸。晩年の慶勝の頭に常に去来したものも、やはり民の暮らしである。それは、嘉永四年の初入国で遭遇した庄内川の出水の時といささかも変わりない、近世大名の矜持のようなものであり、それがまた、民から、家臣から、欽慕される源泉ではなかったか、それが「不可侵」と考える心性ではなかったか、慶勝の写真を見るたびに、それを思う。慶勝のまなざしは常に民とこの国の行く末に向けられていた。それは写真のファインダーを通してもそうであったのだ。

六．災害にむきあう

人は自然災害に出あった時、それがあまりにも大きかった場合、何をどうしたらいいのかわからなくなる時がある。二〇一一年三月一一日発生した東日本大震災はまさにそうだった。本当に大きな地震で、揺れている間はまったく身動きができなかった。その後、大きな津波が東北地方の太平洋沿岸を飲み込んでいくTV映像には、まさになすすべがなかったことを感じさせられた。そのあまりにも大きな自然災害にあきらめにも似た境地に陥った。しかし、福島第一原発の放射能汚染大事故は、二年前に警告があり、きちんと防ごうと思えば、できた可能性があったと聞くと、本当に残念でならない。まさに人災であったなら、なぜ防ぐことができなかったのか、憤りにも似た感情が湧きあがってくる。これは江戸時代も同じだったのではないだろうか。大塩平八郎が、もともと大坂町奉行与力という体制側にありながら、反乱を起こしたのは、この人災への怒りだったようにも思われる。ただし、江戸時代には儒教が広く浸透したため、その影響を受けて、天災が起こるのは、統治者・為政者がまともな政治を行わなかった結果からきているのだと思われていたふしもある。田沼意次が失脚したきっかけは、天明の大飢饉と打ちこわしが田沼の政治によるものとされたきらいもある。実際には、フィクサー一橋治済や御三家御三卿など徳川将軍の親戚筋に見捨てられたのが直接の失脚原因である。飢饉や打ちこわしは理由づけにすぎない。ただ、そう思われるような心性があったことは肯定できる。尾張徳川宗睦は、震災が多いのは自分が不徳だからと本気で考えていたようだ。したがって、災害が生じた場合、為政者は真っ先に御救い小屋や見舞いの使者を派遣した。遅れてはならないのである。初入国直後の慶勝もまったく同様で、洪水の報告にいち早く見舞いの使者を派遣したのであった。やはり慶勝にも天災は領主の不徳により生じるのだという思いがあったように思う。しかし明治の世になり、廃藩置県によって、領主は領地・領民から切り離

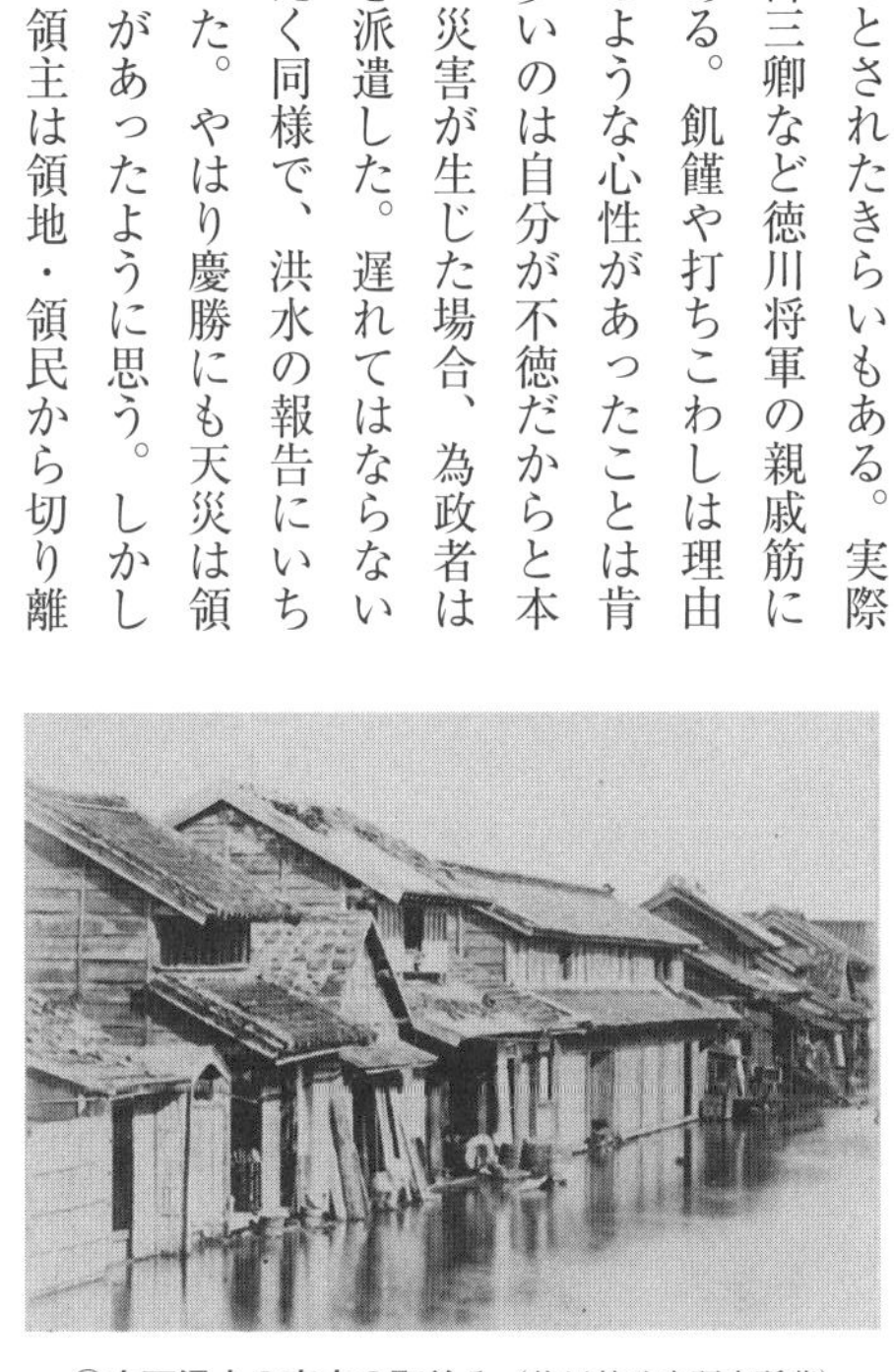

⑤床下浸水の東京の町並み（徳川林政史研究所蔵）

され、天災の原因とは考えられなくなり、その重圧から解放されたのであった。それでも、かつての領主は、庶民への目を写真でむけることがあった。そこには、近世の領主的思いの残照が残っているようにも思われる。慶勝の写真からはそうした「やさしさ」を感じずにはいられない。庶民の暮らしを思いやる近世的領主の感性は、明治天皇の政府のもとでも写真の中に息づいていたのである。慶勝の写真を見るにつけそのように思うのは、さほど不当なことではないと思う。

災害にむきあったからこそ災害の写真が残り、その心が写真に残ったのである。その声なき声を聞くことが、現代の私たちにも求められている。そのことが、災害現場で声なき声を聞くことにもつながる。災害現場では、声を出すこともできないもっとも弱い人々が命を失っていく。そうした声をどう拾っていくのかは、もちろん、災害現場にあって研鑽を積むことやそうした経験をした方々に研修をお願いすることがもっとも大事ではあるが、歴史学という学問を学び、史料の中から声なき声を拾うことを学ぶことからも得られるものがあろう。

私は、歴史学はあらゆる学問の基礎であるということを声高にではなく、ひそかに語っていきたいと思っている。それが、未曽有のあらゆる国難（巨大災害や戦争等）に際して心の準備をすることになると信じて。

第九章

医師シーボルトが見た幕末日本「これが日本人である」

一・現代の自爆テロリズムと江戸時代の自爆戦闘員「捨足軽」

二〇〇一年九月一一日、ニューヨークのワールドトレードセンターが、ハイジャック犯に乗っ取られた航空機によって攻撃され崩落、大きな犠牲が出た。二〇〇三年三月、アメリカ軍はイラクに侵攻し、以降、イラクではアメリカ軍や対立するイスラム宗派を狙った自爆テロが相次いだ。二〇一三年には戦争は終結したが、テロの恐怖は全世界に拡大し、パリでもロンドンでも頻繁に起こり、世界は今、大きな危機の時代に突入している。

一部の過激派ともいわれているが、なぜ平和を愛するムスリムが、自分も含め多くの人間の命を奪う自爆テロに走るのか、理解に苦しむ。しかし、それは美しい菊を愛でながら、一方で殺人をも辞さない刀を尊ぶ日本人を理解できなかったアメリカ人と同様な思いなのかもしれない。

ところで、わが国の、「太平の世」とされる江戸時代に自爆攻撃をする「捨足軽」というものがあったことは、あまり知られていない。

時は、一八四四年、天保一五年の長崎のこと。オランダ軍艦パレンバン号が、国王ウイレム二世の開国勧告親書を将軍に奉呈するために入港していた。

いわゆる「鎖国」時代の唯一の国際貿易港長崎の防衛は、長崎奉行の指揮下に、福岡黒田家と佐賀鍋島家が一年交代であたり、それぞれ約一五〇〇人ほどの士卒（戦闘要員）を提供していた。この年、天保一五年の警備担当黒田家中に「捨足軽」と称する「焔硝を小樽に詰めて肌身につけた八十人」（岩下哲典「再検討、オランダ軍艦の長崎入津と国王親書受領一件」片桐一男編『日蘭交流史　その人・物・情報』思文閣出版、二〇〇二年）の自爆戦闘員が、万が一に備えて待機していたという。鍋島家中は非番であったが、やはり同じ自爆戦闘員がいつでも出動準備ができていたようである。本当にそんな自爆足軽がいたのだろうか。

ところで、少し前に刊行された、石山禎一・牧幸一訳『シーボルト日記――再来日時の幕末見聞記』八坂書房、二〇〇五年（以下、『シーボルト日記』とする）を見ていると、黒田・鍋島の「捨足軽」ではないものの、同じ長崎の町年寄（最上級町人）が火薬を膚身につけて外国船に乗り込もうとしていた話が出ていた。以下、『シーボルト日記』を用いて、自爆という自己犠牲と、シーボルトが再来日した時期（一八五九―一八六二）に吹き荒れていた外国人排斥の攘夷テロである異人切りについて考えてみたい。そこでまず、イギリス軍艦フェートン号の長崎港不法侵入事件、つまり町年寄が自爆覚悟で交渉にあたろうとした事件に関して述べておきたい。

二．フェートン号事件と自爆覚悟の長崎町人

文化五年（一八〇八）、イギリス軍艦フェートン号が、オランダの国旗を掲げて長崎に来航し、入港直前に、オランダ船かどうか確認に来た二人の出島駐在オランダ人を人質にして日本側に薪水・食糧を強要し、許可なく不法に入港した。「シーボルト日記」によると、長崎町年寄の高島茂紀（荻野流砲術家、長崎鉄砲方で、高島秋帆の父）が、「ゆったりとした衣装の下に八〇ポンドの火薬と弾丸を隠し持って」フェートン号に交渉に赴いたという。イギリス側が「オランダ人らの身柄引き渡しをもし拒んだならば、船室にいる自分も、ペリュー卿（フェートン号艦長）も、また双方の側近たちも海上で爆破させる」つもりであったとも書いている。この自爆覚悟の交渉計画は、従来まったく知られていなかった事実である。ただし、当時のオランダ商館長ドウーフによれば、高島は、ペリューと短剣で刺し違えるつもりでいたとも伝えている（永積洋子訳『ドウーフ日本回想録』雄松堂出版、二〇〇三年）。火薬による自爆なのか、短剣なのかなお検討を要するが、「こういう行動に多くの日本人は、死を顧みない」「これが日本人である」とシーボルトが結論づけていることは大切だ。なおかつ、その部分に「不屈の日本人」と見出しを施している。「捨足軽」にしろ、高島にしろ、公儀のために自己犠牲をいとわないことが、日本人の特質と

考えられていた。これこそが、思想史的には太平洋戦争末期の神風特攻隊の源流であろう。そのこともこれまで言及されたことがないものである。

なお、長崎奉行松平康英はフェートン号に薪水・食糧を供与し、人質を取り戻すことに成功したため、いざ攻撃を加えようとしたが、当時の警備担当の佐賀鍋島家は十分な数の戦闘員をそろえておらず、すぐに攻撃ができなかった。フェートン号は二日間、長崎港内に留まり、その後ゆうゆうと出港したが、長崎奉行松平は責任をとって切腹し、のち、佐賀藩主鍋島斉直は一〇〇日の逼塞を幕府から命じられた。また直接の警備担当藩士数人が切腹した。

三．シーボルトの見た異人切り

安政五年（一八五八）までの開港・開市の条約等により、横浜に異国人が居留し、日本人と接触を持つようになった。その一方で日本人武士による異人切りが頻発した。シーボルトが再来日する直前には、アメリカ公使館通訳のヒュースケンが麻布付近で殺害されている。これについてシーボルトは、次のようにコメントしている。

ヒュースケンの殺害以来、不安が世情を支配した。夜間に通りのいたる所で襲われ、誰もが夜には武器なしに、そして提灯なしにあえて外に出ることはなかった。この地にまだ好感を持つことがほとんどなく、そして居心地のよくないと感じている幾人かの外国人は、日中でさえ、愛用の連発式ピストルが手放せない「携帯者」になったのである。

このような予防策には何ら異論の余地はない。しかし、一〇年間、日本で戸や紙張りの窓は開けたままでも平穏に、誰もが邪魔されずに眠れた人には、国際取引のために国を開いたその直後に相互の信頼関係が地に落ちたのを見るのは、筆舌に尽くしがたく、悲しい。（中略）かつて、二五〇年以上も前から、毎年将軍のいる都へ参府することを唯一許されていたオランダ人は、一度でも暴行を受けたことがなかったのに。（中略）ヒュースケン、ロシア人の海軍士官、オランダ人の二人の船長が殺害されたことは、「個人的な激しい報復」でもなければ、また一般的に言うところの「民族の復讐」ということでもないと解釈されよう。これらの不幸な事件は、（中略）政治的な、扇動的な根拠をもっているのである。つまり、無為の武士生活において、何か面白く発散させる行動をしたいという思いが自発的にその犯行に走らせたのだ。

つまり、シーボルトは、「浪人」たちが「『個人的な激しい報復』でもなければ、また一般的に言うところの『民族の復讐』ということでもな」く、「扇動的な根拠をもっている」ものであり、また引用していない部分ではあるが「ある種の党派に利用された」と考えているのである。ようするに、「何か面白く発散させる行動をしたい」あるいは、別の部分ではあるが、吉原帰りに「試し斬り」のため、そして「外国人に対して嫌悪感を抱いている指導者」によって煽られ「残忍な乱暴狼藉をはたらくのである」ともいっている。そして、自分自身は武装せず横浜の夜を散策したとも記している。おそらくシーボルトの観察は当たっている。異人切りは、幕府を窮地に陥れるためのものであり、刀の試し切りのためでもあり、日頃の鬱憤を晴らすものであり、組織的な主義主張があるようなものではなかったのである。警備の手薄な外国人がたまたま襲われた感がいなめない。

四．テロにどうむきあうのか

幕府が開かれてから、開国まで一六六回のオランダ商館長の江戸参府が行われた（片桐一男『江戸のオランダ人』中公新書、二〇〇〇年）。その中で、確かに日本人によって殺害されたオランダ人はひとりもいない。シーボルトの嘆きは確かに同情すべきものがある。幕末の異人切りは、明らかに幕府を窮地に陥れるためのもので、外国人への直接の怨恨が引き金になってのテロとは異なる。そのことをシーボルトはよく観察しているのである。そうすると、外国人を外患と考えるならば、外患にしっかりとむきあうべきは武士階級だった。幕府を窮地に陥れるだけが国益ではなかったはずである。むしろ、外国人へのテロに備えることを口実に、横浜ではイギリスやフランスが軍隊を駐留させる権利を主張してそれを得たことで、国益を失ったことになったのである。それをますます攻撃して、また、品川御殿山に建設中のイギリス公使館を焼き討ちしたのが、のちに初代内閣総理大臣になる伊藤博文ら長州藩士である。二〇一八年は明治維新一五〇年である。明治維新とはなんだったのか、五世代、一五〇年を経た今、改めて正負あわせて考える時期にあたっている。バラ色の歴史をみるだけでは、物事の本質はみえてこない。よく「歴史認識」というが、史料批判に耐えうる当時の史料に依拠して事実、つまり史実を確定し、そのうえで合理的に歴史を解釈すべきであって、「こうあったらいいな」とか「こうあるべきだ」という思い込みのうえに解釈してはならない。それこそ、歴史修正主義、フレームアップ、ねつ造であって、厳に慎まなければならないことだ。今から三五年前、大学史学科に入学した時、史学科のある先生が「史学科で学ぶべきことがらは史料批判ただひとつ。これを卒論で実践してほしい」といわれたことを思い出す。今、史学科の教員として、学生に伝えるべきことはやはり、「史料批判とそれを実践した卒論」だと思う。史料批判に耐えうる史料に勝るものはない。史料批判こそが、混沌とした現代を生き抜く知恵でもある。

ひるがえって今日のイスラム教徒による自爆テロも、史料批判の目を通してみると、やはりある種のメッセージがあるのだろう。そのメッセージを読み解くには、私たちはイスラム教に関してもっともっと知り、観察する必要があろう。幕末のシーボルトのように。もしそれが難しければ、シーボルトのように確かな観察眼をもって「これがイスラムである」「これがテロリズムである」と観察しえた人の意見にしっかりむきあって、世界に、イスラムに、テロリズムにむきあうべきだと思う。それが、現代社会にむきあうことなのだと思う。

第一〇章　病とむきあう江戸の医師たちを学ぶ

青山学院大学名誉教授・洋学史研究会会長の片桐一男氏による①『知の開拓者　杉田玄白　「蘭学事始」とその時代』、②『米沢藩医堀内家文書』解題編、③『伝播する蘭学　江戸・長崎から東北へ』が相次いで刊行された。①は著者として、二〇一五年一月三〇日、勉誠出版から、②は解読・注記・解説者として一般社団法人米沢市医師会・米沢市上杉博物館から、③は著者として二〇一五年三月三〇日、①と同じ勉誠出版からそれぞれ刊行されたものである。以下、各本ごとに内容を紹介していく。これは、病とむきあった江戸の医師を学ぶことになる。

①は、二〇〇〇年の日蘭交流四〇〇年の、民間における記念事業のひとつでもあった『蘭学事始とその時代』（一九九七年、NHK出版）をその後の研究成果も取り入れ、大幅に増補改訂したものである。『蘭学事始とその時代』は、NHKラジオ第二放送「NHKセミナー　歴史にまなぶ」シリーズのテキストであったため、刊行と同時に品切れとなり、増刷計画はなく、筆者（岩下、以下同）なども手元になく、ほしいと思っていたので、実にありがたかった。①には、片桐氏全訳註の講談社学術文庫『蘭学事始』（二〇〇〇年）の成果が盛り込まれており、重要だ。片桐氏による、吉川弘文館の人物叢書『杉田玄白』（旧

版一九七一年、新装版一九八六年）とともに、玄白を中心とした蘭学草創期を知るうえで貴重な三部作（『杉田玄白』、『蘭学事始』、『知の開拓者　杉田玄白　「蘭学事始」とその時代』）といえよう。

内容は、全二六章で、そのタイトルを書き出せば以下の通りである。

勇気と知恵の書『蘭学事始』と杉田玄白、『蘭学事始』執筆の目的、『蘭学事始』『蘭東事始』『和蘭事始』、蘭学と南蛮流外科・和蘭流外科、阿蘭陀通詞とオランダ語学習、徳川吉宗と野呂元丈・青木昆陽、前野良沢と一節截とオランダ語、オランダ文字と後藤梨春・安富寄碩、長崎屋訪問と良沢・玄白の目的、田沼時代とオランダものの流行、前野良沢の長崎遊学と通詞のオランダ語、杉田玄白の『ターヘル・アナトミア』入手、「観臓」の出願と「腑分」のしらせ、明和八年三月四日、骨ケ原の腑分実見と翻訳決意、原著『ターヘル・アナトミア』と著者クルムス、明和八年三月五日、『ターヘル・アナトミア』との対決、翻訳方針・翻訳振り、会読の推進――人選の妙・運営の妙、成果公開への努力――『解体約図』刊行、成果公開への努力――『解体新書』出版、家学と蘭学の確立のために、同志・門下の人々、蘭学の維持・発展のために――社会への眼、記録者・伝達者としての功績、『蘭学事始』とその時代。

『蘭学事始』の紹介から南蛮学・蘭学の展開、『解体新書』刊行とその背景などが一気に把握でき、また引用史料には丁寧にふりがながふってあって、初学者にとって、蘭学史の流れを把握するのに最適である。なお、筆者にとっては、片桐氏の、学部の専門科目の授業を受けているような錯覚を覚えたものであった。

各章ごとに語註もあって便利であるが、さらに「附論」として『蘭学事始』諸本と長崎家本の意義、『蘭学事始附記』がつき、また、附録として、杉田玄白の著作、杉田氏略系図、記念碑・史跡・墓地、『蘭学事始』に関するさまざまな参考文献、『蘭学事始』年表も至便である。今後、杉田玄白と前野良沢、『蘭学事始』とその時代に関しては、本書から始まるといってよいだろう。おりしも二〇一四年は『蘭学事始』成稿（一八一五年）、二〇〇周年であった。洋学史研究会新春研究大会以外にこのことを記念した企画はなかったので、本書刊行は、記念すべき年における、最適な著者による、もっともふさわしい著作であることはいうまでもない。

②の解題編は、一九七〇年の『日本医史学雑誌』第一六巻第四号以来、一一回にわたり掲載された、片桐氏の「堀内家文書の研究」に翻刻された史料をもとに、四六年以上におよぶ研究の集大成である。まずその収録史料に圧倒される。

堀内易庵宛の書状一七通、堀内忠意（忠明・林哲）宛の書状六四通、堀内忠能（忠寛・忠亮・素堂）宛ての書状六七通、堀内忠她（忠亮・忠良・忠淳）宛の書状四八通、堀内忠意（忠明・林哲）の書状四通、堀内忠她（忠亮・忠良・忠淳）の書状三通、その他書状五通、堀内家家族間の書状一九通、未詳の書状二二通、漢詩一八、和歌・句一一、その他一九、合計三一四点が詳しい注釈つきで丁寧に翻刻されているのである（後述）。

この三一四点のうち一八五点が図版編に収録されている。収録の基準（「選定の方針」）は、「流行病や解剖など医学の発展や病気の対応についての記述」のあるもの、「薬についての記述」のあるもの、『幼幼精義』に関わる記述」のあるもの、「上杉家の人たちと関わる動向についての記述」のあるもの、「医師たちの人脈、交流がわかる記述」のあるもの、「その文書によって新事実がわかる記述」のあるもの、「すでに論文や書籍によって採用されている文書」、「『米沢の蘭学』に直接、間接に出てくる文書」、「朱筆勘返状（往復書簡）は朱の確認のためすべて掲載」したとする。図版編の写真番号と解題編の資料番号は一致しているので確認のためには非常に便利である。また写真はプロの撮影したカラー写真なので研究上有益である。ただし、全部ではないので、図版編収録以外の史料に関しては、今後、米沢市上杉博物館のホームページから写真にアクセスできるとありがたいと思う。

さて、解題編は、最初に凡例、第一部が「堀内家文書を読むに先立って」と題して、堀内家の出自、医家初代から六代、寄贈者堀内淳一氏までの概説、米沢藩政改革と藩医に関して述べている。第二部が三一四の書状・史料である「堀内家文書」、第三部が「米沢の蘭学」である。第二部は先に紹介した書状・史料の翻刻と注釈でなっている。第三部は最初に「米沢医風の淵源」で米沢上杉家家老直江兼続と医療に関して詳述する。特に兼続の漢詩からその心に分け入り、米沢の医学尊重や兼続の医書収集や手抄本・謄写本に及んでいる。次に上杉鷹山による医師遊学の奨励策を「先祖書」「勤書」などから分析し、さらに杉田玄白の天真楼塾における修行を述べ、米沢が「東北の長崎」と呼ばれた実態を解明している。また米沢藩が江戸から本草学者佐藤平三郎を招聘し、薬園において指導にあたらせたこと、天然痘の大流行に対して津江栢寿を招聘して痘瘡診療の指導をさせたこと、栢寿の「痘瘡餘薬並除洗方」の内容紹介、栢寿の書状の順序の考証、読み取れる事実、堀内素堂の「痘論」や『幼幼精義』の原書を追求して、ベルリン大学教授にしてドイツ人医師フーフェランドのBLATTERE（小児科医学書）をオランダ人医師サクセがオランダ語に翻訳した本との関係を明らかにした。サクセの名前や素堂の重訳箇所を解明した点は洋学史研究上、特筆すべき成果である。また『幼幼精義』の出版事情や評判にも言及している。すなわち江戸医学界で絶賛された、病理論にして天然痘治療法の医学書、『幼幼精義』を詳細に述べ、米沢の蘭学がいかに最先端であったかを論証した。さらに九代上杉鷹山の膝痛や一〇代治広の足痛と素堂の治療の実際が詳しく記されており、藩主の伝記としても重要である。そのほか、堀内家文書から、高価な輸入蘭薬に対応する「代薬」の開発や玄白の銅山開発に関する公害論、カタカナ表記のオランダことば一覧など、医史学や公害史にかかわる重要な解明を行っている。関係年表や著作目録もありがたい。堀内家文書は「杉田玄白、大槻玄沢との往復書簡は注目に値」し、「世にある蘭学資料のなかでも、数もまとまっており内容的にも富んでいて珍しい」とされる。

なお、堀内家文書は堀内家から米沢市に寄贈され、片桐氏は同文書に関係する文献等一切をやはり米沢市に寄贈されたという（『日本医史学雑誌』公刊分の著作権も米沢市に寄付された由）。今後、この二つは米沢市の上杉博物館の重要なコレクションとして、江戸時代の米沢のみならず江戸蘭学界の動向解明、ひいては蘭学史研究の貴重な資料群となろう。本書は、その最初にして最大の文献でもある。ひも解かないわけにはいかない。

なおまた、本書解題編に本来掲載されるはずだった片桐氏の「はじめに」と「あとがき」が、北村正敏氏によって米沢市医師会会員雑誌『好生』第六三号紙上に「片桐一男氏執筆　未公開原稿」として掲載されている。そのほか、本書の書評が海原亮氏によって『日本医史学雑誌』第六一巻第三号に、黒羽根洋司氏によって『山形県医師会会報』第七七二号にそれぞれ発表されている。あわせて参照されたい。

②は個別事例ながら、病とむきあった米沢藩医堀内家の貴重な史料の公開である。

③は、米沢や東北の蘭学がいかに伝播したものなのかを解明した、これも画期的な業績である。片桐氏によると「堀内家文書」に取り組んだ長い年月、多くの方から教示を受けたことから感謝の意を表したかったが、②では公共の刊行物であるがゆえにそれができなかったため、あえて一般書籍として刊行したものという。

内容的には「直江兼続と医療」「上杉鷹山の指導のもとに」「堀内家文書を読み込む」「阿蘭陀通詞と東北」の四部からなる。「直江兼続と医療」では、兼続の医書『千金方』の収集と『兼続手抄』『諸薬方書』に関して述べ、「上杉鷹山の指導のもとに」では、藩医の遊学奨励、採薬師佐藤平三郎・痘瘡医津江栢寿の招聘、「堀内素堂の『幼幼精義』」、「「代薬」の開発」、「備荒食物のすすめ」など、「堀内家文書を読み込む」では、「鷹山の膝痛、治広の足通」、赤湯温泉と鷹山と堀内家、「西良仲と西良忠と堀内易庵」、玄白の公害論、「「加賀沢千軒」の碑に想う」、「司馬江漢の銅板『地球全図』公刊秘話」、「『人舎利』一巻は天下の孤本か」、「カタカナ表記のオランダことばなど」、一部②と重複するが、それは前述の事情によるものである。また、②は非売品であり、部数も限られ、簡単には入手が困難なので本書に②の一部を収録していただいたのは実にありがたいことである。

さらに「阿蘭陀通詞と東北」は、片桐氏が発掘した重要な事例研究である。最初のは「阿蘭陀通詞中山氏と庄内藩医中山氏」で、これは長崎のオランダ通詞が蘭方医学や医術を身につけて江戸や東北に活躍の場を広げた事例である。次の「鶴岡中山文書」も同様。三番目の「阿蘭陀通詞馬場為八郎の伝えたオランダ語表記」はシーボルト事件に連座した馬場が出羽亀田でオランダ語を教えた事例で、表向きは罪人だったが、地域の人々に尊敬されていたことを明らかにした。最後の「米沢配流の吉雄忠次郎」も、同じくシーボルト事件に連座した吉雄の研究である。長崎や江戸だけを見ていたら、決して補足できない史料に基づいて解明したもので、蘭学の広がり、可能性を世に知らしめた仕事であり、実に貴重である。

なお、本書の装丁も実にいい。特に表紙カバーの、楕円形の窓から長崎出島やオランダ船・中国船が垣間見えるのが面白い。この図はオランダ・ハーグの国立公文書館所蔵「長崎の湾と町」で一八二五年、文政八年の情景である。二年前に出島に着任したシーボルトが、一年前に鳴滝塾をおき、高野長英など全国から優秀な青年医師たちが集まり、長崎の町がとても活気づいていた時だ。まさにこの頃から西洋近代科学が、東北を含む全国に伝播していった時期でもある。カバーをとると表の表紙上に何が見えるかは、実際に本書を手に取ってみていただきたいと思うのでここでは書かないでおく。

以上、不十分な紹介であるが、洋学史研究を目指すものは、今後この三著作、少なくとも①と③を十分に読み込み、杉田玄白や前野良沢から始まり、堀内素堂など第二世代の蘭学史をオーソライズして、洋学史を研究すべきであることを述べて筆を擱きたいと思う。それが病とむきあった江戸時代の医師たちを学ぶ近道である。

【附録：書籍書誌データ】

①片桐一男著『知の開拓者　杉田玄白「蘭学事始」とその時代』二〇一五年一月三〇日、勉誠出版、B5版、三〇一頁、二四〇〇円（税別）。
②片桐一男解読・注記・解説『米沢藩医堀内家文書』解題編、二〇一五年三月二七日、一般社団法人米沢市医師会・米沢市上杉博物館編集・発行、B4版、二〇七頁、非売品。
『同上』図版編、二〇一五年三月二七日、一般社団法人米沢市医師会・米沢市上杉博物館編集・発行、B4版、一一九頁、非売品。
③片桐一男著『伝播する蘭学　江戸・長崎から東北へ』二〇一五年三月三〇日、勉誠出版、A4版、三五六頁、六〇〇〇円（税別）。

あとがき

一九九八年に、個人として最初の出版書籍『権力者と江戸のくすり』を発表してから、来年でちょうど二〇年になる。刊行当時は、多くの方々に書評していただき、中でも『史学雑誌』の書評欄で梅原亮氏が取り上げてくださり、たいへんありがたかったことを覚えている。それ以来、筆者（岩下）自身は、医療や医師等医療者への関心は衰えなかったものの、出版したのは、対外関係や幕末政治史などの書籍で、医療史からは少し遠ざかっていた。四年前に五〇歳を過ぎてから、体の変化、端的にいえば衰えもあって、また身内の死や病気などもあり、二〇年前よりも医療はもっと身近な存在になりつつある。そのような中で本書の編集を思いついたのは以下のような事情がある。

筆者の専門とする幕末史では、家近良樹氏の『西郷隆盛と幕末維新の政局　体調不良問題から見た薩長同盟・征韓論政変』（ミネルヴァ書房〈大阪経済大学日本経済史研究所研究叢書〉、二〇一一年）や『老いと病でみる幕末維新　人はどのように生きてきたか』（人文書院、二〇一四年）が出版された。老いや病が政治史にどのような影響を及ぼしたのかを論じた好著である。さらに現在の職場の同僚、後藤はる美氏の『痛みと感情のイギリス史』（東京外国語大学出版会（伊東剛史氏と共編著）、二〇一七年）が上梓され、日本史だけではなく西洋史でも医療のみならず、その痛みや感情の意味までを探る試みが積極的になされていることに接し、たいへん興味深く思った。

それらに触発されて、これまで書いてきた医療や医師に関する著作（論文五本、その他五本、新稿二本）を集めてみた。最初から一書とすることを意図して書いたものではないので、いささか統一感を欠くが、できるだけ加筆・修正してみたのが本書である。江戸時代の医療や医師が、随所に顔を出していることが理解されたならありがたい。江戸時代にも、環境こそ違うが、私達と基本的には変わらない身体を持ち、変わらぬ痛みを感じる、同じ人間が生きていた。その違いと共通点は何だろう。そんなことを考えながら編んでみた。医療のみならず歴史一般に関心のある方々に何かの参考になれば幸いである。

各文の初出を記しておく。

はしがき　新稿（ただし、新修名古屋市史編集委員会編『新修名古屋市史』資料編近世Ⅰ、名古屋市、二〇〇七年の第一章第二節各説（二）を執筆した際の拙稿を参考にした。）

1．「ロシア船・ロシア人・箕作阮甫――日露交流史と津山の洋学」『洋学シンポジウム　江戸時代の国際文化交流　洋学・異国人・異国船』第二五回国民文化祭津山市実行員会、二〇一〇年。

2．「幕末における蘭学者の公務出張旅行と酒――箕作阮甫『西征紀行』を素材として」『Journal of

Hospitality and Tourism』Vol.2 No.1、明海大学ホスピタリティ・ツーリズム学部、二〇〇六年。

3.「幕末の蘭学者、箕作阮甫が好んだ酒『白菊』と『鶴の友』」『月刊　醸界春秋』二〇〇七年六月号、醸界通信社、および「江戸の大名と酒『大名評判記』に見る酒好き大名と伊達政宗と」『同』同年七月号、同社。

4.「天明八年における尾張藩御小納戸小山田勝右衛門の勤務と転役――主として『御小納戸日記』の記事から」林董一編『近世名古屋　享元絵巻の世界』清文堂出版、二〇〇七年。

5.「江戸時代の心中を『相対死』とする言説と城郭の堀は清浄であるべきとする心性――天明五年六月、名古屋城新馬場付近の御堀における心中男女の遺体発見事件から」『明海大学大学院応用言語学研究科紀要　応用言語学研究』No.18、二〇一六年。

6.「会津戦争の戦後処理問題をめぐる一考察――松平容保家族の処遇を中心に」笠谷和比古編『徳川社会と日本の近代化』思文閣出版、二〇一五年。

7.「幕末三舟の一人、高橋泥舟研究覚書（5）――高橋泥舟の『公雑筆記』（明治四年正月〜十二月）の記事について」『Journal of Hospitality and Tourism』Vol.11 No.1、明海大学ホスピタリティ・ツーリズム学部、二〇一五年（執筆者：岩下哲典・藤田英昭・徳江靖子・服部英昭・イアン＝アーシー・本林義範・大場勇人・大場雅子）。

8.「徳川慶勝の写真技術とその作品――慶勝のまなざし」『新編　名古屋市中区史』中区制八十周年記

念事業実行委員会、一九九一年。

9．新稿（ただし、ある雑誌に掲載を予定していたが、上層部から雑誌の趣旨に合わないと却下され、「お蔵入り」になっていた原稿を大幅に加筆した。）

10．「書評『知の開拓者　杉田玄白　「蘭学事始」とその時代』、『米沢藩医堀内家文書』解題編・図版編、『伝播する蘭学　江戸・長崎から東北へ』」『洋学史研究』第三三号、洋学史研究会、二〇一六年。

こうして並べてみると、初出論文の際には、本当に多くの方々にお世話になった。

特に、はしがきでは、林董一先生をはじめ新修名古屋市史編集委員会の先生方、事務局の方々、1では、津山洋学資料館や公益財団法人上廣倫理財団の方々にたいへんお世話になったことが思い出される。この時には、竹内誠先生、山本博文先生、大石学先生、礒田道史先生と私の五人で、講演とシンポジウムを津山でさせていただいた。そのシンポジウムの冊子が『洋学シンポジウム　江戸時代の国際文化交流　洋学・異国人・異国船』なのである。2、3も洋学資料館の皆様に、4では、編者の林董一先生や史料を所蔵されている徳川林政史研究所、5でも同研究所にお世話になった。6では、編者の笠谷和比古先生や笠谷研究会に参加されたメンバーにご助言をいただき、また思文閣出版の田中峰人氏にもお世話になった。写真は古津義裕氏に御提供いただだいた。7で利用させていただいた「公雑筆記」の複写は、大場勇人・雅子ご夫妻に提供していただき、藤田英昭・徳江靖子・服部英昭・イアン＝アーシー・本林義範・王媛氏で読み合わせを行い、服部英昭・イアン＝アーシー氏が釈文を作成された。そのうえで、全体の原稿は岩下が作成し、すべての関係者で点検したものである。また、元の原稿は、岩下哲典・高橋泥舟史料研究会編『高橋泥舟史料集　第二輯（日記二）』（自費出版）に解題として収録してもいる。ただし、その解題から本稿は大幅に改訂していることは申し添えたい。なお、河越關古氏のご遺族には「公雑筆記」をはじめとする泥舟史料を閲覧させていただき、本当にありがたく思っている。8も林董一先生、林政史研究所にお世話になっている。10は、洋学史研究会会長片桐一男先生と事務局の松本英治・長田和之両氏にお世話になった。

なお、濱口裕介・小田倉仁志両氏には、原稿の段階で読んでいただき、多くの御助言をいただいた。また今回も北樹出版の福田千晶さんにたいへんお世話になった。筆者の不統一な原稿が、調和をもっているとすれば福田さんのおかげである。

末筆ながら、本書収録の初出論文等の作成時点から、御教示いただいたすべての方々に心から感謝する次第である。

【註および参考文献】（編著者五〇音順、但し一部刊行年順あり）

はしがき

註

（1）新修名古屋市史編集委員会編『新修名古屋市史』資料編近世1、名古屋市、二〇〇七年。

（2）岸野俊彦「医療都市名古屋と尾張藩社会」、同「名古屋蘭方医、野村立栄の医療・情報活動」、ともに同氏『尾張藩社会の文化・情報・学問』清文堂出版、二〇〇二年、所収。

1.

主な参考文献を一括して掲げる。編著者五〇音順。

秋月俊幸『日本北辺の探検と地図の歴史』北海道大学図書刊行会、一九九九年

荒野泰典『近世日本と東アジア』東京大学出版会、一九八八年

生田美智子『外交儀礼から見た幕末日露文化交流史』ミネルヴァ書房、二〇〇八年

石井孝『日本開国史』吉川弘文館、一九七二年

岩下哲典『江戸のナポレオン伝説』中央公論新社、一九九九年

同『江戸の海外情報ネットワーク』吉川弘文館、二〇〇六年

同『予告されていたペリー来航と幕末情報戦争』洋泉社、二〇〇六年

同「幕末における蘭学者の公務出張旅行と酒」『ジャーナル・オブ・ホスピタリティ・アンド・ツーリズム』第二号、二〇〇六年

同『改訂増補版　幕末日本の情報活動』雄山閣出版、二〇〇八年
榎森進『アイヌ民族の歴史』草風館、二〇〇七年
大熊良一『幕末北方関係史考』近藤出版社、一九九〇年
片桐一男『阿蘭陀通詞の研究』吉川弘文館、一九八五年
木崎良平『光太夫とラクスマン』刀水書房、一九九二年
同『仙台漂民とレザノフ』刀水書房、一九九七年
木村岩治編『箕作阮甫　西征紀行』津山洋学資料館友の会、一九九一年
木村岩治『洋学者箕作阮甫とその一族』日本文教出版、一九九四年
木村汎『日露国境交渉史』中央公論新社、一九九三年
呉秀三『箕作阮甫』思文閣、一九一四年
郡山良光『幕末日露関係史研究』国書刊行会、一九八〇年
山陽放送学術文化財団編・刊『岡山蘭学の群像』二、二〇一七年
次郎丸憲三『箕作秋坪とその周辺』箕作秋坪伝記刊行会、一九七〇年
高橋輝和『シーボルトと宇田川榕菴』平凡社、二〇〇二年
竹内誠監修『外国人が見た近世日本』角川学芸出版、二〇〇九年
津山洋学資料館編刊高野明・島田陽『ゴンチャローフ日本渡航記』（新異国叢書）雄松堂出版、一九六九年
平川新『開国への道』（日本の歴史・江戸時代・19世紀）小学館、二〇〇八年
藤田覚『近世後期政治史と対外関係』東京大学出版会、二〇〇五年
松方冬子『オランダ風説書と近世日本』東京大学出版会、二〇〇七年

松本健一『白旗伝説』講談社学術文庫、一九九八年
松本英治「一九世紀はじめの日露関係とオランダ商館」『開国以前の日露関係』東北大学東北アジア研究センター、二〇〇六年（同『近世後期の対外政策と軍事・情報』吉川弘文館、二〇一六年に収録）
真鍋重忠『日露関係史』吉川弘文館、一九七八年
水田楽男『洋学者宇田川家のひとびと』日本文教出版、一九九五年
三谷博『ペリー来航』吉川弘文館、二〇〇三年
山本博文『鎖国と海禁の時代』校倉書房、一九九五年
蘭学資料研究会編『箕作阮甫の研究』思文閣出版、一九七八年
渡辺京三『黒船前夜』洋泉社、二〇一〇年

2.

註

（1）たとえば川路聖謨の旅日記である『長崎日記・下田日記』（藤井貞文・川田貞夫校注、東洋文庫）平凡社、一九六八年、同じく川路の『島根のすさみ』（川田貞夫校注、東洋文庫）平凡社、一九七三年、稲垣敏子訳『杉浦梅譚　目付日記・箱館奉行日記』杉浦梅譚目付日記・箱館奉行日記刊行会、一九九一年、宮地正人監修『徳川昭武幕末滞欧日記』松戸市戸定歴史館、一九九七年など。

（2）木村岩治編『箕作阮甫　西征紀行』津山洋学資料館友の会、一九九一年。本章は多くを同書によっている。なお、「西征紀行」は、『大日本古文書』幕末外国関係文書附録之一、東京帝国大学文科大学史料編纂掛、一九一三年にも翻刻されている。なお阮甫に関しては、呉秀三『箕作阮甫』思文閣、一九一四年、次郎丸憲三『箕作秋坪とその周辺』箕作秋坪伝記刊行会、一九七〇年、市立津山郷土館『箕作家勤書』（津山郷土館報第八集）一九七六年、蘭学資料研究会編

『箕作阮甫の研究』思文閣出版、一九七八年、津山洋学資料館編刊『津山洋学資料』第七集、一九八三年、同第九集、一九八五年、半谷二郎『箕作省吾』旺史社、一九九一年、木村岩治『洋学者箕作阮甫とその一族』日本文教出版、一九九四年など参照。

(3) 木村岩治編『箕作阮甫　西征紀行』津山洋学資料館友の会、一九九一年。以下、断りなく引用する場合は全て同書によるものである。

(4) 前掲『長崎日記・下田日記』(藤井貞文・川田貞夫校注、東洋文庫) 一九六八年。

(5) 渡辺浩『東アジアの王権と思想』東京大学出版会、一九九七年参照。

(6) 吉川芳秋『尾張郷土文化医科学史攷』尾張郷土文化医科学史攷刊行会、一九五五年、青木一郎『岐阜県蘭学医学歴史散歩』岐阜県医師会、一九八三年、飯沼慾斎生誕二百記念誌編集委員会編『飯沼慾斎』飯沼慾斎生誕二百記念事業会、一九八四年、美濃のポトガラヒィ事始め展実行委員会編『美濃のポトガラヒィ事始め』岐阜県営業写真家協会、一九九〇年、など参照。

(7) 前掲木村編『箕作阮甫　西征紀行』四八九頁。また、真鍋重忠『日露関係史一六九七―一八七五』吉川弘文館、一九七八年、二二三―二二九頁。

(8) 純心女子短期大学長崎地方文化史研究所編『長崎集』純心女子短期大学、一九九三年、三三頁。また『長崎年表』歴史編、長崎文献社、一九八二年、三一七―一八頁参照。

(9) 前掲次郎丸『箕作秋坪とその周辺』四四―四五頁。

(10) 前掲呉『箕作阮甫』一五二―三頁。

(11) 高野明・島田陽『ゴンチャローフ日本渡航記』(新異国叢書) 雄松堂出版、一九六九年、四七六頁。

註以外の参考文献

岩下哲典「尾張藩『御医師』の基礎的研究（上）（中）（下）」『徳川林政史研究所研究紀要』第三四・三五・三六号、二〇〇〇・二〇〇一・二〇〇二年

同「尾張藩『御医師』の幕末維新（上）（中）（下）」『徳川林政史研究所研究紀要』第三七・三八・三九号、二〇〇三・二〇〇四・二〇〇五年

同『江戸のナポレオン伝説』中公新書、一九九九年

同『幕末日本の情報活動』雄山閣出版、二〇〇〇年

同『予告されていたペリー来航と幕末情報戦争』洋泉社、二〇〇六年

3．主な参考文献等を掲げておく。

柚木学『酒造経済史の研究』有斐閣、一九九八年

柚木学『酒造りの歴史』（新装版）雄山閣、二〇〇五年

伊丹酒造組合のホームページ。

小西酒造株式会社のホームページ。

4．註

（1）徳川林政史研究所所蔵未刊史料、以下引用する「御小納戸日記」はすべて同研究所所蔵本からの引用である。

（2）岩下哲典『権力者と江戸のくすり』北樹出版、一九九八年参照。

（3）徳川林政史研究所所蔵史料「藩士名寄」および名古屋市蓬左文庫所蔵『稿本藩士名寄』翻刻版を参照。

（4）岩下哲典「尾張藩『御医師』の基礎的研究」（上）（中）（下）『徳川林政史研究所研究紀要』第三四・三五・三六号、二〇〇〇・二〇〇一・二〇〇二年参照。

（5）名古屋市教育委員会編集・発行『士林泝洄』四、九〇―九二頁参照。以下の記述も同書による。

（6）名古屋市蓬左文庫所蔵『稿本藩士名寄』翻刻版、三五―三八参照。以下の記述も同書による。

（7）徳川林政史研究所所蔵。なお、正確には「尾州御留守日記」（尾二一―五―三八）。御小納戸の職務日誌は、藩主が江戸在勤の場合、江戸で「御小納戸日記」が記され、尾張では「御留守日記」となる。また、尾張在国の場合は尾張で「御小納戸日記」が記され、江戸は「御留守日記」となる。すなわち「江戸御小納戸日記」「尾州御留守日記」と「尾州御小納戸日記」と「江戸御留守日記」の四種類がある。いずれも御小納戸が書いているので、ここでは特に区別せず「御小納戸日記」と総称する。

（8）渡邊忠司・徳永光俊編『飛脚問屋井野口屋記録』二、思文閣出版、二〇〇二年、二一五頁。以下の記述も同書による。

（9）徳川林政史研究所所蔵未刊史料「支配役寄」のうち「金瘡医師・御厩別当・御馬預・御馬乗・御馬医」参照。なお、名古屋市蓬左文庫所蔵『稿本藩士名寄』翻刻版も参照。以下の記述も両書による。

（10）江戸時代の服忌に関しては、林由紀子『近世服忌令の研究』清文堂、一九九八年を参照されたい。

（11）徳川林政史研究所所蔵史料「藩士名寄」参照。

（12）幕末維新期の藩士の動向に関しては、岩下哲典「尾張藩『御医師』の幕末維新」（上）（中）（下）『徳川林政史研究所研究紀要』第三七・三八・三九号、二〇〇三・二〇〇四・二〇〇五年参照。

註以外の参考文献（刊行年順）

林董一『尾張藩公法史の研究』日本学術振興会、一九六二年

林董一編『尾張藩家臣団の研究』名著出版、一九七五年

児玉幸多監修・新田完三編『内閣文庫蔵　諸侯年表』東京堂出版、一九八四年
名古屋市蓬左文庫編『尾藩世記』上下（名古屋叢書三編）名古屋市教育委員会、一九八七年
名古屋市蓬左文庫編『尾張徳川家系譜』（名古屋叢書三編）名古屋市教育委員会、一九八八年

5. 註

（1）本稿は、筆者が『新修名古屋市史』資料編「近世二」（新修名古屋市史資料編編集委員会編、名古屋市、二〇〇〇年）の解説二―七頁（第一節　名古屋城と江戸屋敷）を分担執筆した際のノートをもとに再考したものである。史料の閲覧にあたっては、徳川林政史研究所にたいへんお世話になった。また編集委員の林董一先生をはじめ、専門委員・執筆者の先生方には有益なご助言をいただいた。記してお礼申し上げる。

（2）岩下哲典『権力者と江戸のくすり』北樹出版、一九九八年参照。

（3）前掲『新修名古屋市史』資料編「近世2」一一五―一一七頁にも全文翻刻されている。なお、翻刻し、解説したのは筆者である。また、全文は以下の通り。

一、御堀之内ニ水死之者在之候付一件左之通
一、新馬場縁御堀之内水死之女在之候付斉藤梶左衛門罷出申達候
一、右ニ付御庭之頭並御足軽小頭江申渡、見分為致候所、左之趣申達候
右者男下ニ伏し女を負候体ニ而水中ニ沈ミ居候由、男者花宮体之帷子ニ丸紋付、女者越後桔梗嶋帷子黒嶋繻子帯着用、右帯解水上ニ浮き居候旨、尤水中之事故、委細ハ相分り不申旨申聞候
一、右ニ付、左之通御用人方並御目付方江申達候
水死之者男女弐人新馬場縁御堀之内水中ニ沈居候、水中之儀故、委細儀者相知不申候得共、男者花宮体之帷子丸之内

紋付有之着致し、女者越後桔梗嶋帷子黒嶋繻子帯着用、右帯解浮居候旨、其筋より申聞候、依之申達候
一、御用人沢井三左衛門、御目付稲葉七蔵へ申達候
　本文達之儀、御用人方へ指出ニ不及、直ニ老衆へ指出候方可然筋合ニ相見へ申候、然処、先例都而御用人方江出申候、
今日は老衆評定所へ被出、登　城無之候付、旁為差通、先例ニ随ひ申候、三左衛門方へも話し候処、成程直ニ仲満より
老衆へ申達候而可然と存候間、重而之儀を改メ置候方可然旨、被申聞候
一、水死之者先々引揚新馬場へ遣置候様致度可然旨、七蔵より申聞候付、左之通以書付御庭方両役江申渡候
一、人足来次第早々新馬場所へ死骸引揚させ、御庭中間書付置可被申候
　一、右引揚候境早速可被申聞候
　一、五十人御目付衆見分在之節御座候
　一、此方より指図之上町方より来候受取町方足軽へ引渡可被申候
　一、死骸引揚させ候上、見物人在之候ハハ制させ可被申候、但、心当在之候ハハ各改見せ候様可申付置候
一、右ニ付菰棒等受取度旨申聞、役人へ申談相渡させ候
一、右引揚候ニ付而人足四人御庭方より申渡させ呼寄させ申候
一、今日帰御之節龍の口橋より埋御門ニ御通ニ付、新馬場北之方江引揚置候而者万一御見通之場所ニも可相成哉ニ付、
早く引渡等相済候様致度、御用人方へ申達候節申置候、尤御目付へも話し置申候
一、御堀之水不浄ニ相成候付、巾下口之用水杁留置、龍之口之方江水落し清メ候上ニ而、右用水杁明させ候様ニ致度候処、
頃口中御用水旱魃ニ付、御用水通り水掛り候様、申渡有之候様致度段、御国御用人方江申達候
一、水中ニ居候内者相分り不申候故、引揚候上、尚又吟味遂させ候而、御渡之者頭より申達候趣、御目付方江も申達候
　　左之通

一、男　年齢弐十歳余」花宮帷子紋付」白帷子下着」黒羅紗縮帯」腹掛けいたし」
白足袋着」懐中鼻紙袋」
内
守り　田幡村彦十郎と書付有之」楊枝さし」赤キ色紙包」　耳かき」紐胴メ印籠とも
面体目鼻口より血流
女　年齢弐拾歳余り　鼻血流」越後嶋帷子」白帷子下着」嶋繻子帯」白足袋着」扇子一本
懐中」楊枝さし」朱印籠壱ツ」□きせる同筒共
頭ニ」水牛櫛一、木櫛一」同らうかい一」かんさし二本」内壱本角」壱本かね」ひんはり一
袂之中」縮緬腰帯」腰手拭」下〆紐
三尺手拭ニ而二人之帯からけ合
男女裏付草履片も在之
一、男者水底ニ付、女ハ男之背中之上ニ立候体ニ而罷在候
六月二日　　御小納戸
一、右水死之者、新馬場所江引揚置候処、田幡村庄六、弥七と申者両人心当在之、見分致度旨申来候付見せ遣候旨、御
庭之者又左衛門より宜申達候
一、五十人御目付両人見分ニ参り候而改相済候旨、御庭之者頭又左衛門申達、承届申候、
右五十人御目付林兵左衛門、今井半左衛門也
一、帰御之節、龍之口橋被為　越候筈ニ付水死之者引揚候場所　御見通しニも可相成候間、早々引渡相済候様致度段、
御用人方並御目付稲葉七蔵へ懸合置候、老上振年寄より仲満江直ニ被　仰渡候而、町方或ハ御国方等江引渡候事ニ候、

然処、御目付都築九郎左衛門申聞候ハ、今日者時刻も移り　帰御之御程も難計奉存候間、老衆へ伺候処、役所下役立合
相渡候様ニと申聞候、右ニ付老衆よりハ分ヶ而引渡之儀被仰渡間敷との事ニ候間、左様心得候様申聞、依而御国方受取
人参り候上押之者江も立合

ニ相渡候様、御庭両役へ申談候

一、右之通り取急キ候へ共、追々時刻も移り候ニ付、其内ニ
帰御之程も無覚束奉存候間、御見通シニ不相成様、先々取除ケさせ可申旨、御目付方へ話し候処、不苦候間、宜キ場所
見計ひ取除ケ候様ニと御庭之者頭又左衛門江申渡候

但、新馬場西之方へよせ候方可然と申置候

一、三左衛門方より今朝申聞候趣在之候付、当番兵庫方へ左之趣申達候
今朝申達候水死之者其筋へ引渡候様、老衆より被　仰渡在之候ハハ、其段可申達旨、三左衛門殿より御申聞御座候、然
処、帰御も指掛り御道通り御見通しニも可相成候付、彼是手間取候而ハ如何故、分ケ而老衆よりハ被　仰越間敷候間、
直御国方下役へ役所下役より相渡候様可申談旨、老衆被　仰渡候由ニ而、都築九郎左衛門申聞候、依之右受取候者参り
次第為相渡候積りニ而罷在候、依之申達候

六月二日

一、水死人御国方小笠原九郎左衛門組四宮弥左衛門、加藤七左衛門江相渡候
旨

（4）岩下哲典・「日本人と城下町の心」研究会編『日本人と城下町の心性』岩田書院、二〇一六年参照。
（5）註（2）に同じ。
（6）井上泰男・渡邊昌美訳『マルク・ブロック著　王の奇跡』刀水書房、一九九八年参照。

山本博文『江戸のお白州』文芸春秋、二〇〇〇年
水野時二監修・北区制五〇周年記念事業実行委員会編『北区誌（名古屋市）』名古屋市北区役所、一九九四年
北区役所教育課編集『北区誌』名古屋市北区役所総務課、一九六四年
石井良助『江戸の刑罰』中央公論社、一九六四年
註以外の参考文献等（史料、文献。文献は編著者五〇音順）

6.

註

（1）武田信玄は、強固に敵対した東信地区（佐久・小諸・上田）では、たとえば北佐久の前山城落城時には五〇〇〇人の首を切り、生け捕りにした男女は数知れずといった状況であった（柴辻俊六『信玄の戦略』中央公論新社、二〇〇六年）。中信地区（松本）にはそのような凄惨な話はあまりない。そのことは、現代でも東信と中信の信玄への意識の違いにあらわれているといわれている。すなわち東信は信玄を嫌い、中信は信玄を好む傾向にある。

（2）神戸事件に関しては、内山正熊『神戸事件―明治外交の出発点』、中央公論新社、一九八三年、鈴木由子「慶応四年神戸事件の意味―備前藩と新政府」『日本歴史』七三三、二〇〇九年を参照。

（3）堺事件は、大岡昇平『堺港攘夷始末』中央公論新社、一九八九年

（4）連座は、わが国律令制下で唐より導入され、室町幕府法や戦国時代の分国法で確立したもので、職掌や地縁による連帯責任制度のこと。戦国時代には犯罪者の町や村全体が刑を科される場合もあった。縁座は、血縁による連帯責任制度で、律令制下では重大犯罪（大逆や謀反等）の場合、親子・祖孫・兄弟を範囲とした。流刑や財産没収などであったが、連座同様、幕府法や分国法で拡大された。江戸時代、八代将軍吉宗の「公事方御定書」では庶民では主人殺害において犯罪者の子に限定されるなど、寛典の傾向がみられた。島原の乱以来、戦乱がなかった江戸時代を経て、幕末戊辰戦争

になって戦国の法制がどのように適用されたのかを解明することが、近代化解明の点からも重要であろう。本稿では特に戊辰会津戦争における縁座に関して述べていくことになろう。

（5）NHK千葉放送局大澤美雪記者の仲介で調査させていただいた千葉県内の個人所蔵史料。

（6）岩下哲典「大村益次郎と戦争後の会津」『八重と会津戦争』（歴史REAL）洋泉社、二〇一二年に同史料の写真版と釈文と紹介文をはじめて掲載した。

（7）日本歴史学会編『明治維新人名辞典』吉川弘文館、一九八一年、四七〇―四七一頁。

（8）山川健次郎監修『会津戊辰戦史』マツノ書店、二〇〇三年、六六六頁および伊藤哲也「戊辰戦争戦死者埋葬の史実」『歴史春秋』第七三号、二〇一一年、五七頁参照。

（9）丹潔編『大村益次郎』マツノ書店、一九九九年、七一五―七四二頁、前掲『明治維新人名辞典』、二〇九―二一〇頁。

（10）伊豆田忠悦「庄内藩」『三百藩藩主人名辞典』第一巻、新人物往来社、一九八六年、一九五頁。

（11）照姫はじめ、会津藩の女性に関しては、柴桂子『会津藩の女たち』恒文社、一九九四年参照。

（12）前掲山川監修『会津戊辰戦史』、六五九頁。

（13）註（12）に同じ。

（14）徳江靖子氏のご教示による。

（15）容保の継嗣とされていた養子喜徳は、のち容保とともに容大の預かりとなり、明治六年、実家の水戸家に戻り、さらに水戸の分家守山松平頼之の跡継ぎとなった（『会津松平家譜』マツノ書店、二〇一三年、四六二頁）。

（16）村田峰次郎『大村益次郎先生事跡』マツノ書店、二〇〇一年、二八〇頁の「大村先生逸事談話」の中で加茂水穂が書いている逸話。

（17）「東北遊日記」『吉田松陰』岩波書店、一九七八年、四七四頁。

(18) 相田泰三「高嶺秀夫先生伝」『松平容保公伝』会津郷土資料研究所、一九七七年、二四五―二四七頁。なお高嶺に関しては、芳賀幸雄「高嶺秀夫」『会津若松市史』一八、会津若松市、二〇〇五年参照。
(19)「巷説談」全五冊(筆者家蔵、未刊史料)のうち第三冊目。なお、岩下哲典「松平容保義姉『照姫』の新資料発見」『歴史読本』二〇一三年七月号、中径出版に写真版および釈文を掲載した。あわせて参照されたい。ただし釈文は本論文で正確を期した。
(20) 前掲『会津戊辰戦史』六五九頁。
(21) 註(20)に同じ。なお二月二九日に若松を出発したことを記し、「用人　永井民彌　用人　笹原源之助」「御付　馬場與次右衛門　其の外」「奥女中　貞順院(忠恭公の側室)以下二十一人」と記されている。「巷説談」所載の女中名簿と数字が一致していることから、山川監修『会津戊辰戦史』は、こうした女中名簿を見て執筆した可能性は高い。
(22) 註(12)に同じ。
(23) 宮地正人『幕末維新変革史』上、岩波書店、二〇一二年、一一〇―一一五頁参照。
(24) 山村竜也「高田藩」『三百藩戊辰戦争事典』新人物往来社、二〇〇〇年、二六二―二六三頁。
(25) 註(19)に同じ。
(26) 石光真人編著『ある明治人の記録』中央公論新社、一九七一年には、全編にわたって元会津藩士の苦衷が述べられている。
(27) 旧幕臣の手当に関しては、岩下哲典・藤田英昭・徳江靖子「幕末三舟の一人、高橋泥舟研究覚書(1)―研究史・旧幕臣の静岡移住・東京引越荷物」『Journal of Hospitality and Tourism』Vol.7 No.1(通巻七号)、二〇一一年および岩下哲典・藤田英昭・徳江靖子・大場勇人・大場雅子「幕末三舟の一人、高橋泥舟研究覚書(1)―明治初期静岡藩田中勤番組(旧幕臣)の名簿「支配勤番組姓名」とその内職に関する史料について」『Journal of Hospitality and Tourism』

Vol.9 No.1（通巻九号）、二〇一三年参照。なお、岩下哲典編著『高邁なる幕臣　高橋泥舟』教育評論社、二〇一二年もあわせて参照されたい。
（28）石井孝『戊辰戦争論』吉川弘文館、一九八四年、二六六頁。
（29）註（28）に同じ。

本文・註に引用以外の参考文献

会津郷土資料研究所編纂『慶応年間会津藩士人名録』勉強堂書店、一九九二年
今井昭彦『反政府軍戦没者の慰霊』お茶の水書房、二〇一三年
佐々木克『戊辰戦争』中央公論新社、一九七七年
鈴木正敏「民生局支配から若松県時代」『会津若松市史』八、会津若松市、二〇〇六年
田中悟『会津という神話』ミネルヴァ書房、二〇一〇年
箱石大『戊辰戦争の史料学』勉誠出版、二〇一三年
保谷徹「戊辰戦争をとらえなおす」『歴史読本』二〇一三年三月号、中径出版、二〇一三年
星亮一『敗者の維新史』中央公論新社、一九九〇年
星亮一『会津落城』中央公論新社、二〇〇三年
宮地正人『幕末維新変革史』下、岩波書店、二〇一二年
村山和夫「会津藩士高田謹慎の事情」（平成四年度第五回文化史講座レジュメ、上越市）

7.

註

（1）故河越關古氏所蔵史料。「公雑筆記」全文は、岩下哲典・高橋泥舟史料研究会編・刊『高橋泥舟史料集』第二輯（日

記二）に翻刻した。

（2）廃藩置県に関しては、松尾正人編『維新政権の成立』（幕末維新論集六）、吉川弘文館、二〇〇一年を参照。なお、研究史は、落合弘樹「旧藩主家近代史料の研究――廃藩置県と旧藩社会」『明治大学人文科学研究所紀要』第六九冊、二〇一一年を参照されたい。

（3）「東光寺村」『日本歴史地名大系　静岡県の地名』平凡社、二〇〇〇年、七一一頁。

（4）岩下哲典・藤田英昭・徳江靖子・大場勇人・大場雅子「幕末三舟の一人、高橋泥舟研究覚書（4）泥舟四男村山徧通家の文書と村山家の由緒について」『Journal of Hospitality and Tourism』Vol.10. No.1、二〇一四年

（5）一雲斎は、可睡斎の末寺で、朱印十五石。遠江国豊田郡野部村に所在した名刹。可睡斎史料編纂委員会編『可睡斎史料集』第一巻、寺誌史料、思文閣出版、一九八九年、二二六頁。また若林淳之監修『遠州の古寺』静岡郷土出版社、一九八九年、一一八頁。なお、一雲斎が、名代とあるのは、ちょうどこの明治四年当時、可睡斎の住職がいなかったからと思われる。前出『可睡斎史料集』第一巻、寺誌史料収録の「歴代年譜」によれば四五世林峯要禅和尚が明治三年五月一五日示寂したあと四六世巨嶽玄齢和尚が可睡斎に入ったのが明治五年五月とある。つまり明治四年は住職不在の期間であったため「名代」がたてられたものと思われる（同上『可睡斎史料集』第一巻、寺誌史料、五八頁）。ちなみに明治一三年のことであるが、同年三月に可睡斎で「秋葉寺再興盟約書」を作成した際に一雲斎もかかわっており「同末寺總代一雲斎眞川超玄」（曹洞宗全書刊行會編纂『曹洞宗全書　第十九巻　第二十巻合冊年表』一九三五年　曹洞宗全書刊行會発行、五九八頁）と記されており末寺の総代となっている。従って、明治四年の際もそうした立場で名代として儘水と訪れたのであろう。

（6）可睡斎には、明治十四年に「万松学舎（万松学校）」が設置されたが、これが「公雑筆記」にいう禅学校と思われる。万松学舎に関しては、同上『可睡斎史料集』第一巻、寺誌史料、二〇七頁参照。

（7）若杉昌敬編・刊『日本の危機を救った　山岡鉄舟　空白の二日間』二〇一四年
（8）菊地明『坂本龍馬暗殺・京都見廻組』新人物往来社編・刊『坂本龍馬幕末歴史検定公式テキストブック』二〇〇八年。
（9）岩下哲典「新発見から龍馬の「新国家」構想と暗殺の「黒幕」を妄想する」産経新聞デジタル版IRONNA二〇一七年二月四日掲載。http://ironna.jp/article/5666（二〇一七年四月二一日閲覧）
（10）牧之原市の大澤寺のブログ参照。
http://www.daitakuji.jp/%E7%9B%B8%E8%89%AF%E3%81%AE%E5%B9%95%E6%9C%AB%E5%8B%87%E5%A3%AB/（二〇一六年二月五日閲覧）
（11）日本歴史学会編『明治維新人名辞典』吉川弘文館、一九八一年
（12）註（4）に同じ。
（13）註（4）の「幕末三舟の一人、高橋泥舟研究覚書（4）泥舟4男村山偏通家の文書と村山家の由緒について」でリストアップした村山家に残る泥舟の手紙には、偏通を気遣う泥舟の気持ちが垣間見える。いずれ紹介したい。
（14）小倉鉄樹『山岡鉄舟正伝　おれの師匠』島津書房、二〇〇一年。
（15）註（14）および大石貞男『明治維新と茶業　牧之原開拓史考』静岡県茶業会議所、一九七四年
（16）静岡県編・刊『静岡県史』資料編16、近現代一、一九八九年、一五三―一五五頁。
（17）江戸東京博物館史料叢書『勝海舟関係資料　海舟日記（五）』江戸東京博物館、二〇一一年
（18）註（16）収録の「旧静岡藩士探索密偵日誌」（明治五年九月―六年一月）によれば、一一二六頁の下段あたりから村上の名前が出て来ており、密偵が旧幕臣伊庭軍平に村上の事を詳しく尋ねている様子である。伊庭によれば村上は「一時甚迷惑ニ及」んだものの今は山岡の方へ行っているとのこと。また、この日誌は明治五年から六年にかけてのものだが、一一二八頁下段真ん中あたりから「昨年山岡・松岡・中条外六七名、卒然村上俊五郎宅ニ至ル云々」とあり、時期は不

明ながら明治四年に山岡らが村上を訪ねたおりの様子を伝えていると思われる。いずれにしても、村上はかなり乱暴狼藉を働いていたものと想像される。

8.

註

（1）岩下哲典『江戸情報論』北樹出版、二〇〇〇年、同『改訂増補版　幕末日本の情報活動』雄山閣、二〇〇八年、白根孝胤「幕末・維新期における尾張家の撮影写真と技術開発」『徳川林政史研究所研究紀要』四〇号、二〇〇六年、吉川美穂「尾張藩十四慶勝が購入した浮世絵」『金鯱叢書』第三四輯、二〇〇八年、藤田英昭「徳川慶勝の政治指導と尾張徳川家」『明治維新の政治と人物』（明治維新史論集一）有志舍、二〇一六年、同「慶応三年における尾張徳川家の政治動向」『徳川林政史研究所研究紀要』五〇号、二〇一六年など。

（2）小寺武久『尾張藩下屋敷の謎』中公新書、一九八九年参照。

註以外の参考文献（目録、論文など。論文などは刊行年順とした）

「徳川林政史研究所所蔵写真資料目録」一―七
（『徳川林政史研究所研究紀要』二六―三二号、一九九二―一九九八年
岩下哲典「徳川慶勝の写真研究と撮影写真（上）（下）」『徳川林政史研究所研究紀要』二五・二六号、一九九一・一九九二年
同「尾張徳川家の江戸屋敷から東京邸への変遷について」『同』二七号、一九九三年
同「尾張徳川家の江戸屋敷・東京邸とその写真」『同』二八号、一九九四年
同「写真黎明期の先駆・記録写真の創始者」（宮地正人監修『将軍・殿様が撮った幕末明治』新人物往来社、一九九七年
同「江戸・京・大坂――三都の尾張藩」『新修名古屋市史』第三巻、名古屋市、一九九九年

同「幕末、写真技術の導入とその環境」平井聖・小沢健志監修『古写真で見る失われた城』世界文化社、二〇〇〇年
藤田英昭「徳川茂栄の写真史料」片桐一男編『日蘭交流史　その人・物・情報』思文閣出版、二〇〇二年
「徳川慶勝写真研究関連史料一・二」『徳川林政史研究所研究紀要』三九・四〇号、二〇〇五・二〇〇六年
徳川美術館編・刊『尾張の殿様物語』二〇〇七年
藤田英昭「尾張家十四代徳川慶勝の藩政改革と櫨木栽培」『徳川林政史研究所研究紀要』四三号、二〇〇九年
岩下哲典「黒船来航と徳川慶勝」ＮＨＫプラネット中部編「写真大名・徳川慶勝の幕末維新」ＮＨＫ出版、二〇一〇年
岩下哲典「徳川慶勝の写真技術とその作品——慶勝のまなざし」『名古屋市中区誌』中区制施行一〇〇周年記念事業実行委員会、二〇一〇年
白根孝胤「明治初年における徳川慶勝の動向と撮影写真」(『徳川林政史研究所研究紀要』四五号、二〇一一年
岩下哲典・塚越俊志「レンズが撮らえた幕末の日本」山川出版社、二〇一一年
徳川林政史研究所編『写真集　尾張徳川家の幕末維新』吉川弘文館、二〇一四年
藤田英昭「徳川慶勝の上京と京都体験」『徳川林政史研究所研究紀要』四九号、二〇一五年

9．10．

参考文献は本文中に記載した。

岩下　哲典（いわした　てつのり）

東洋大学文学部史学科教授（大学院文学研究科史学専攻教授兼担）。
1962年長野県塩尻市北小野「たのめの里」生まれ。青山学院大学大学院文学研究科博士後期課程満期退学。博士（歴史学）。徳川黎明会学芸員、（古河市）鷹見家資料学術調査団調査・編集員、津山洋学資料館展示構想策定委員、浦安市文化財審議会委員、国立歴史民俗博物館客員助教授、明海大学教授などを経て、現職。
著書に『権力者と江戸のくすり』『江戸のナポレオン伝説』『江戸情報論』『江戸の海外情報ネットワーク』『予告されていたペリー来航と幕末情報戦争』『改訂増補版　幕末日本の情報活動』『高邁なる幕臣　高橋泥舟』『解説　大槻磐渓編「金海奇観」と一九世紀の日本』『シリーズ藩物語　津山藩』『江戸無血開城』など、また、編著に『近世日本の情報活動』『徳川慶喜　その人と時代』『龍馬の世界認識』『城下町と日本人の心性』など、監修本に『幕末維新の古文書』がある。論文多数。

病とむきあう江戸時代——外患・酒と肉食・うつと心中・出産・災害・テロ

2017年９月25日　初版第１刷発行
2021年９月15日　初版第４刷発行

著　者　岩下哲典
発行者　木村慎也

・定価はカバーに表示　　印刷　新灯印刷／製本　新里製本

発行所　株式会社　北樹出版
URL：http://www.hokuju.jp
〒153-0061　東京都目黒区中目黒1-2-6
電話(03)3715-1525(代表)　FAX(03)5720-1488

（落丁・乱丁の場合はお取り替えします）

ISBN978-4-7793-0547-4